1話1分の脳トレ 齋藤孝の音読de名著

齋藤 孝
Takashi Saito

宝島社

はじめに

わたしが『声に出して読みたい日本語』（草思社）という本を最初に出したのが2001年です。それをNHKのEテレで番組化した『にほんごであそぼ』がはじまってから15年ほどが経ちました。

最近は声に出して本を読む「音読」が、心にも体にもいいという考え方が、日本中に広く浸透してきたと実感しています。

音読の魅力は、声に出すことがシンプルに気持ちよくて楽しい、という点にあるとわたしは思っているのですが、一方で、医学的にも科学的にも、さまざまな効果や効用があるといわれています。

高齢化社会がますます進む日本では、食べ物などが気管に入ってしまうことで起こる「誤えん性肺炎」がよく問題になります。お正月になると、毎年のようにお年寄りがお餅を喉に詰まらせたというニュースがテレビから流れてきます。

肺炎による死亡率は年齢を重ねるほど増えていきますが、高齢者の肺炎の原因は約7割が誤えんによるものだそうです。そもそも誤えんの原因は、加齢により喉や舌の筋肉をうまく働かせられなくなることにある、とされています。その点、継続的に音読をすれば、喉や舌が自然に鍛えられます。誤えんを防ぐためにも、毎日、音読をすることはとても大切だといえるでしょう。

また、脳の働きの部分では、認知症治療の専門家である東北大学の川島隆太教授にお話を伺ったことがあります。川島教授は、全国の高齢者施設と協力しながら、人の脳がどのように働いているかを画像で分析するなどの研究をされています。

ご承知のとおり、認知症については決定的な治療法というものはまだありません。ところが、音読中の人の脳を画像から調べてみると、さまざまな部位で神経細胞が働き、これにより血流の増加が見られることがわかったそうです。

音読を短時間でもいいので毎日行い、これに簡単な算数の計算などと組み合わせることで、脳の機能の回復が期待できるのだといいます。

一方、認知症の心配があまりない現役世代でも、「うつ病」など心の問題で悩んでいる人が増えているといわれています。

90年代に40万人程度だった「気分障害患者」の数が、現在は100万人を大幅に超えたとの厚生労働省の調査結果もあるようです。

一般に、人は不安な気持ちになってストレスを受けると、脳の奥深くにある視床下部の「扁桃体」という、脳の進化でいえば原始的な部分が反応して興奮してしまい、これが心拍数の増加や食欲の低下などを引き起こし、心がそわそわと落ちつかなくなり、さらなるメンタルの不調へとつながっていきます。したがって、心の不安をやわらげるには、この扁桃体の興奮状態を抑える必要があるのですが、それには脳の「前頭前野」という部分を活性化させることが効果的だと考えられています。

前頭前野は、創造性や意欲、他人とのコミュニケーションなどをつかさどるとても重要な部分。人間のように進化した動物ほど発達しています。人を人たらしめる、いわば脳の最高中枢機関です。

この「進化した新しい脳」の前頭前野を活性化させることで、「原始的な古い脳」の扁桃体をコントロールし、心の不安をとりのぞくことができるというわけです。

言い換えれば、前頭前野の機能が低下していると、創造性もコミュニケーション力も低下し、何かに挑戦しようという意欲も減退してしまいます。そうならないために、わたしたちは何をすべきなのでしょうか。

実は、音読こそが前頭前野の活性化に効果的なのです。先ほどの川島教授の研究チームによると、文章の音読を続けることで、前頭前野が徐々に活性化され、やがては人格にも変化が表れ、認知症の方の中には介護スタッフとの会話が再びスムーズにできるようになった人がいるとの報告もされているそうです。

冒頭で「音読の魅力はシンプルに楽しいこと」とあえて述べましたが、実は楽しくなるだけの科学的な根拠がしっかりあるということなのです。

人間の気分というものは、ささいなことで落ち込んでしまったり、揺らいでしまったり、不安定になってしまうものです。その気分を整えることは、わたしたちが生きていくうえでとても大切なことです。

そのために必要なのは、高価な医療機器でもなければ、複雑な治療カリキュラムでもありません。優れた文章を、声に出して読んでみることなのです。

そうすることによって、心と脳の両面が鍛えられ、今まで不安に包まれていた人も、おだやかな心をきっと取り戻すことができるでしょう。

いつも意欲的で頭がはっきりしている人は、自分の気持ちを上手にコントロールできている人です。そういう人は、何かあってもいつまでもくよくよしません。考えてもしかたがないと思えば、思考を次のステージへと向かわせることができます。そのために必要なことが、ここでいう脳の活性化であり、文章を声に出して読む音読なのです。

音読こそが頭と心を整理する王道だということを、本書をきっかけに知っていただくことができれば、著者としてこれほどうれしいことはありません。

齋藤 孝

目次

第1章　日本文学の名作①

第2章　日本文学の名作②

第3章　日本文学の名作③

第4章　古文・短歌・詩の名作

第5章　日本の民話・童話

◉名著の引用は、巻末の参考文献を主な底本とし、漢字の振り仮名は、底本のものを現代仮名遣いに改め、そのほかの漢字には文脈により適当と考えられる振り仮名を付しました。

◉音読をしやすいように底本の漢字を旧字体から新字体に改めた箇所があります。

◉そのほか、旧仮名遣いを現代仮名遣いに改め、字下げをし、符号を省いたり、文末の符号を補ったりするなど、表記を改めた箇所があります。

◉現代の観点では、差別的な表現・語句が使われている場合もありますが、底本の独自性・文化性を踏まえて、そのまま収録しました。

第1章
日本文学の名作①

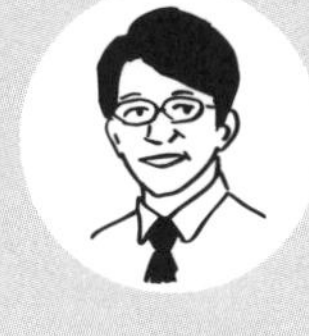

吾輩《わがはい》は猫《ねこ》である

夏目漱石《なつめそうせき》

吾輩《わがはい》は猫《ねこ》である。名前《なまえ》はまだ無《な》い。どこで生《う》まれたかとんと見当《けんとう》がつかぬ。何《なん》でも薄暗《うすぐら》いじめじめした所《ところ》でニャーニャー泣《な》いていた事《こと》だけは記憶《きおく》している。吾輩《わがはい》はここで始《はじ》めて人間《にんげん》というものを見《み》た。しかもあとで聞《き》くとそれは書生《しょせい》という人間中《にんげんじゅう》で一番獰悪《いちばんどうあく》な種族《しゅぞく》であったそうだ。この書生《しょせい》というのは時々我々《ときどきわれわれ》を捕《つか》えて煮《に》て食《く》うという話《はなし》である。しかしその当時《とうじ》は何《なん》という考《かんがえ》もなかったから別段恐《べつだんおそろ》しいとも思《おも》わなかった。ただ彼《かれ》の掌《てのひら》に載《の》せられてスーと持《も》ち

あらすじ

物語の語り手は、珍野家で飼われている雄猫。彼に名前はなく、自分のことを吾輩と呼んでいる。生まれてすぐに捨てられた吾輩は、生きるために迷走しているうちに珍野家にたどり着く。珍野苦沙弥は変人で、ノイローゼ気味。何かと苦労が絶えない。

著者プロフィール

本名、金之助。江戸の牛込馬場下横町（東京都新宿区喜久井町）生まれ。英国留学後、東京帝大英文科の講師になり、『吾輩は猫である』を雑誌「ホトトギス」に発表。これが評判となり『坊っちゃん』を書く。その後、朝日新聞に入社。『三四郎』『こころ』などを連載した。

語彙

獰悪《どうあく》
性質などが荒々しく、乱暴なこと。また、その様。凶暴。「—な犯人」

上《あ》げられた時何《ときなん》だかフワフワした感《かん》じがあったばかりである。掌《てのひら》の上《うえ》で少《すこ》し落《お》ちついて書生《しょせい》の顔《かお》を見《み》たのがいわゆる人間《にんげん》というものの見始《みはじ》めであろう。この時妙《ときみょう》なものだと思《おも》った感《かん》じが今《いま》でも残《のこ》っている。第一毛《だいいちけ》をもって装飾《そうしょく》されべきはずの顔《かお》がつるつるしてまるで薬缶《やかん》だ。その後猫《ごねこ》にもだいぶ逢《あ》ったがこんな片輪《かたわ》には一度《いちど》も出会《でく》わした事《こと》がない。のみならず顔《かお》の真中《まんなか》があまりに突起《とっき》している。

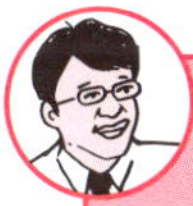

齋藤先生のここがポイント！

漱石の文章は非常に完成度が高く、それを音読するということは、即ち近代の日本語を身につけるということでもあります。落語好きで知られた漱石の文体は歯切れも抜群です。テンポを楽しみながら読みましょう。

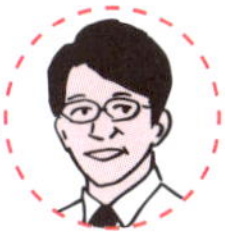

猫の目を通して斜め上から人間社会を風刺する文明批評がテーマ。個性的な登場人物が次々と現れる魅力的な世界観です。

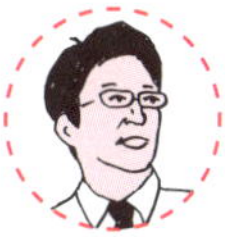

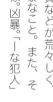

「ニャーニャー」「スーと」「フワフワ」のような擬音も、情感を乗せてみるような感覚で読んでみましょう。

草枕《くさまくら》

夏目漱石《なつめそうせき》

著者プロフィール
本名、金之助。江戸の牛込馬場下横町（東京都新宿区喜久井町）生まれ。英国留学後、東京帝大英文科の講師になり、『吾輩は猫である』を雑誌「ホトトギス」に発表。これが評判となり『坊っちゃん』を書く。その後、朝日新聞に入社。『三四郎』『こころ』などを連載した。

山路《やまみち》を登《のぼ》りながら、こう考《かんが》えた。

智《ち》に働《はたら》けば角《かど》が立《た》つ。情《じょう》に棹《さお》させば流《なが》される。意地《いじ》を通《とお》せば窮屈《きゅうくつ》だ。とかくに人《ひと》の世《よ》は住《す》みにくい。

住《す》みにくさが高《こう》じると、安《やす》い所《ところ》へ引《ひ》き越《こ》したくなる。どこへ越《こ》しても住《す》みにくいと悟《さと》った時《とき》、詩《し》が生《うま》れて、画《え》が出来《でき》る。

人《ひと》の世《よ》を作《つく》ったものは神《かみ》でもなければ鬼《おに》でもない。やはり向《むこ》う三軒両隣《さんげんりょうどな》りにちらちらするただの人《ひと》である。ただの人《ひと》が作《つく》った人《ひと》の世《よ》が住《す》み

あらすじ
温泉宿の若女将、那美から自分の絵を描いてほしいと頼まれた主人公。いったんは気乗りせずに断ったものの、那美のある瞬間を目撃したことで芸術の究極に気づく。漱石自身の芸術論が主人公の独白をとおして語られている。

にくいからとて、越《こ》す国《くに》はあるまい。あれば人《ひと》でなしの国《くに》へ行《い》くばかりだ。人《ひと》でなしの国《くに》は人《ひと》の世《よ》よりもなお住《す》みにくかろう。
越《こ》す事《こと》のならぬ世《よ》が住《す》みにくければ、住《す》みにくい所《ところ》をどれほどか、寛容《くつろげ》て、束《つか》の間《ま》の命《いのち》を、束《つか》の間《ま》でも住《す》みよくせねばならぬ。ここに詩人《しじん》という天職《てんしょく》が出来《でき》て、ここに画家《がか》という使命《しめい》が降《くだ》る。あらゆる芸術《げいじゅつ》の士《し》は人《ひと》の世《よ》を長閑《のどか》にし、人《ひと》の心《こころ》を豊《ゆた》かにするが故《ゆえ》に尊《たっ》とい。

語彙

長閑《のどか》
静かでのんびりと落ち着いている様子。天候がうららかな状態。「―な天気」「―に暮らす」

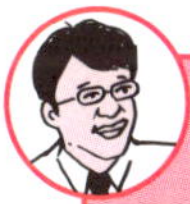

齋藤先生のここがポイント！

西洋的価値観に疲弊した洋画家が、旅先の温泉地で不思議な女性と出会う様が香り高い文章で描かれています。主人公がさまざまな詩を思い出して口ずさむ場面もあり、音読することで教養も身についてしまう作品です。

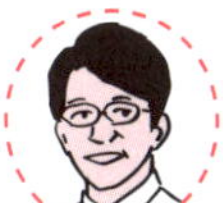

人の心の３つの働きとして、哲学者カントが説いている「知情意」を、逆説的に用いている書き出しが印象的です。

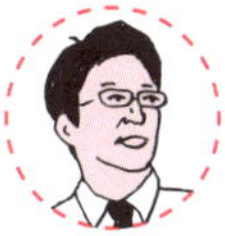

東京から熊本へ住居を移した漱石が、小天温泉を旅したときの体験がもとになった作品と言われています。

夢十夜《ゆめじゅうや》①

夏目漱石《なつめそうせき》

著者プロフィール
本名、金之助。江戸の牛込馬場下横町（東京都新宿区喜久井町）生まれ。英国留学後、東京帝大英文科の講師になり、『吾輩は猫である』を雑誌「ホトトギス」に発表。これが評判となり『坊っちゃん』を書く。その後、朝日新聞に入社。『三四郎』『こころ』などを連載した。

第一夜《だいいちや》

こんな夢《ゆめ》を見《み》た。
腕組《うでぐみ》をして枕元《まくらもと》に坐《すわ》っていると、仰向《あおむき》に寝《ね》た女《おんな》が、静《しず》かな声《こえ》でもう死《し》にますと云《い》う。女《おんな》は長《なが》い髪《かみ》を枕《まくら》に敷《し》いて、輪郭《りんかく》の柔《やわ》らかな瓜実顔《うりざねがお》をその中《なか》に横《よこ》たえている。真白《まっしろ》な頬《ほお》の底《そこ》に温《あたた》かい血《ち》の色《いろ》がほどよく差《さ》して、唇《くちびる》の色《いろ》は無論《むろん》赤《あか》い。とうてい死《し》にそうには見《み》えない。しかし女《おんな》は静《しず》かな声《こえ》で、もう死《し》にますと判然《はっきり》云《い》った。自分《じぶん》も確《たしか》

あらすじ
自分の死を主人公の男に告げた女は、死んだ後は墓に埋めて百年待っていて欲しいと頼み、息絶える。男が約束どおりに墓の横で待ち続けるうちに、眼前に一輪の百合が伸び、遠い空には星が輝き始める。既に百年の時が過ぎていたことを男は知る。

語彙

瓜実顔《うりざねがお》

瓜の種の形に似て、色白で鼻筋がとおり面長な顔。美しい女性の顔の典型としての表現。「ーの女」

にこれは死《し》ぬなと思《おも》った。そこで、そうかね、もう死《し》ぬのかね、と上《うえ》から覗《のぞ》き込《こ》むようにして聞《き》いて見《み》た。死《し》にますとも、と云《い》いながら、女《おんな》はぱっちりと眼《め》を開《あ》けた。大《おお》きな潤《うるおい》のある眼《め》で、長《なが》い睫《まつげ》に包《つつ》まれた中《なか》は、ただ一面《いちめん》に真黒《まっくろ》であった。その真黒《まっくろ》な眸《ひとみ》の奥《おく》に、自分《じぶん》の姿《すがた》が鮮《あざやか》に浮《う》かんでいる。

自分《じぶん》は透《す》き徹《とお》るほど深《ふか》く見《み》えるこの黒眼《くろめ》の色沢《つや》を眺《なが》めて、これでも死《し》ぬのかと思《おも》った。

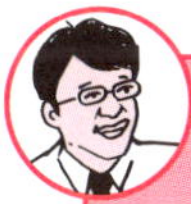

齋藤先生のここがポイント！

現実世界ではなく夢の中のお話ですので、自分も半分は夢の中にいるつもりになり、「もう死にます…」などの部分は、言葉に身を委ねるように特にゆったり読みながら、風雅な世界をしみじみと楽しんでみてください。

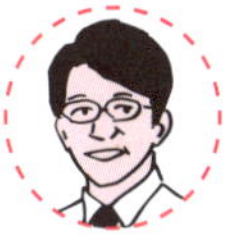

「こんな夢を見た」からはじまる幻想的な10の短編集です。1つ数分で読めるので音読にも最適でしょう。

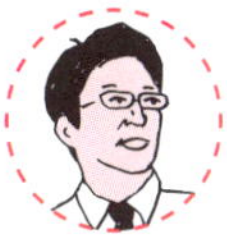

「死にます」と語る女性と「そうかね」と答える男性とのやりとりは、どこかユーモラスでもあります。

夢《ゆめ》十《じゅう》夜《や》②

夏目《なつめ》漱石《そうせき》

　それで、ねんごろに枕《まくら》の傍《そば》へ口《くち》を付《つ》けて、死《し》ぬんじゃなかろうね、大丈夫《だいじょうぶ》だろうね、とまた聞《き》き返《かえ》した。すると女《おんな》は黒《くろ》い眼《め》を眠《ねむ》そうに睜《みはっ》たまま、やっぱり静《しず》かな声《こえ》で、でも、死《し》ぬんですもの、仕方《しかた》がないわと云《い》った。

　じゃ、私《わたし》の顔《かお》が見《み》えるかいと一心《いっしん》に聞《き》くと、見《み》えるかいって、そら、そこに、写《うつ》ってるじゃありませんかと、にこりと笑《わら》って見《み》せた。自分《じぶん》は黙《だま》って、顔《かお》を枕《まくら》から離《はな》した。腕組《うでぐみ》をしながら、どうしても死《し》ぬのかなと思《おも》った。

しばらくして、女《おんな》がまたこう云《い》った。

「死《し》んだら、埋《う》めて下《くだ》さい。大《おお》きな真珠貝《しんじゅがい》で穴《あな》を掘《ほ》って。そうして天《てん》から落《お》ちて来《く》る星《ほし》の破片《かけ》を墓標《はかじるし》に置《お》いて下《くだ》さい。そうして墓《はか》の傍《そば》に待《ま》っていて下《くだ》さい。また逢《あ》いに来《き》ますから」

自分《じぶん》は、いつ逢《あ》いに来《く》るかねと聞《き》いた。

「日《ひ》が出《で》るでしょう。それから日《ひ》が沈《しず》むでしょう。それからまた出《で》るでしょう、そうしてまた沈《しず》むでしょう」

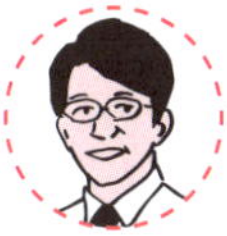

「死んだら、埋めて下さい」以下の女性の言葉は、切々と心に訴えかけるものがあります。ぜひ感情を込めて音読してみてください。

語彙

墓標《はかじるし》
「ぼひょう」とも読む。広義には、墓のしるしとして立てたもののこと。木製や石製のものがある。狭義には、死者の俗名・没年、建立者名などを記した文を指す。

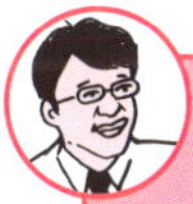

齋藤先生のここがポイント！

男はぼんやりとした様子で言葉もどこかフワフワしていますが、女のほうは対照的にはっきりと美しい日本語を使っています。2人の間に生じているこの不思議なズレが、詩情漂う独特の趣きを生み出しています。

夢《ゆめ》十《じゅう》夜《や》③

夏《なつ》目《め》漱石《そうせき》

「――赤《あか》い日《ひ》が東《ひがし》から西《にし》へ、東《ひがし》から西《にし》へと落《お》ちて行《い》くうちに、――あなた、待《ま》っていられますか」

自分《じぶん》は黙《だま》って首肯《うなず》いた。女《おんな》は静《しず》かな調子《ちょうし》を一《いち》段《だん》張《は》り上《あ》げて、

「百年《ひゃくねん》待《ま》っていて下《くだ》さい」と思《おも》い切《き》った声《こえ》で云《い》った。

「百年《ひゃくねん》、私《わたし》の墓《はか》の傍《そば》に坐《すわ》って待《ま》っていて下《くだ》さい。きっと逢《あ》いに来《き》ますから」

自分《じぶん》はただ待《ま》っていると答《こた》えた。すると、黒《くろ》い眸《ひとみ》のなかに鮮《あざやか》に見《み》えた自分《じぶん》の姿《すがた》が、ぼうっと

語彙

首肯《うなず》く

肯定する意思で首を縦に振ること。同意。頷く。「頼まれて―」

崩《くず》れて来《き》た。静《しず》かな水《みず》が動《うご》いて写《うつ》る影《かげ》を乱《みだ》したように、流《なが》れ出《だ》したと思《おも》ったら、女《おんな》の眼《め》がぱちりと閉《と》じた。長《なが》い睫《まつげ》の間《あいだ》から涙《なみだ》が頬《ほほ》へ垂《た》れた。

——もう死《し》んでいた。

自分《じぶん》はそれから庭《にわ》へ下《お》りて、真珠貝《しんじゅがい》で穴《あな》を掘《ほ》った。真珠貝《しんじゅがい》は大《おお》きな滑《なめら》かな縁《ふち》の鋭《する》どい貝《かい》であった。土《つち》をすくうたびに、貝《かい》の裏《うら》に月《つき》の光《ひかり》が差《さ》してきらきらした。

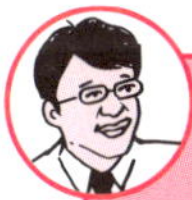

齋藤先生のここがポイント!

「百年待っていて下さい」という女の言葉に、読む人はドキッとさせられるはずです。ここは平坦に読むのではなく、本文にもあるとおり、声のトーンを一段グッと張り上げてメリハリをつけて音読してみてください。

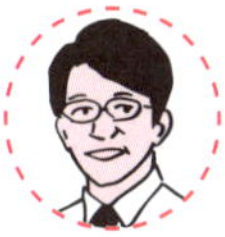

『夢十夜』に限らず、音読というのは「ここ!」というポイントで声を張って演劇的に読んでみるのが大事です。

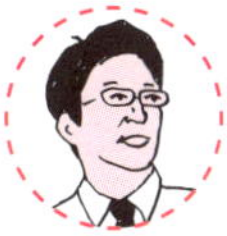

女の瞳に映る男の姿。それが流れ出して崩れた瞬間をもって「死」を表現しています。漱石の文章表現の美しさが際立っています。

夢十夜《ゆめじゅうや》④

夏目漱石《なつめそうせき》

湿《しめ》った土《つち》の匂《におい》もした。穴《あな》はしばらくして掘《ほ》れた。女《おんな》をその中《なか》に入《い》れた。そうして柔《やわ》らかい土《つち》を、上《うえ》からそっと掛《か》けた。掛《か》けるたびに真珠貝《しんじゅがい》の裏《うら》に月《つき》の光《ひかり》が差《さ》した。

それから星《ほし》の破片《かけ》の落《お》ちたのを拾《ひろ》って来《き》て、かろく土《つち》の上《うえ》へ乗《の》せた。星《ほし》の破片《かけ》は丸《まる》かった。長《なが》い間《あいだ》大空《おおぞら》を落《お》ちている間《ま》に、角《かど》が取《と》れて滑《なめら》かになったんだろうと思《おも》った。抱《だ》き上《あ》げて土《つち》の上《うえ》へ置《お》くうちに、自分《じぶん》の胸《むね》と手《て》が少《すこ》し暖《あたたか》くなった。自分《じぶん》は苔《こけ》の上《うえ》に坐《すわ》った。これから百年《ひゃくねん》の間《あいだ》こうして待《ま》っているんだなと考《かんが》えながら、腕組《うでぐみ》をして、丸《まる》い墓石《はかいし》を眺《なが》めていた。そのうちに、女《おんな》の云《い》った通《とお》り日《ひ》が東《ひがし》から出《で》た。大《おお》きな赤《あか》い日《ひ》であった。それがまた女《おんな》の云《い》った通《とお》り、やがて西《にし》へ落《お》ちた。赤《あか》いまんまでのっと落《お》ちて行《い》った。一《ひと》つと自分《じぶん》は勘定《かんじょう》した。

しばらくするとまた唐紅《からくれない》の天道《てんとう》がのそりと上《のぼ》って来《き》た。そうして黙《だま》って沈《しず》んでしまった。二《ふた》つとまた勘定《かんじょう》した。

語彙

破片《はへん》（かけ）

粉々に壊れたり割れたりした物の一片。「ガラスの―」

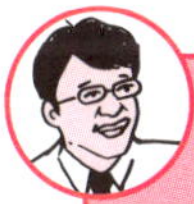

齋藤先生のここがポイント！

読者は漱石の文章がうまくて当たり前のような感覚になり、その見事さを見逃しがちです。じっくり音読して美しさを再確認し、そのうえであらためて音読してみると、より深く漱石に触れることができるはずです。

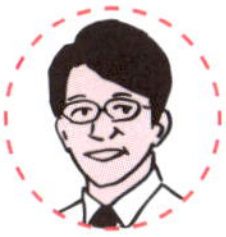

「星の破片」「真珠貝」といった魅惑的なアイテムが、読む際に頭にリアルにイメージできているかどうか。これこそが音読の大事なところです。

夢十夜《ゆめじゅうや》⑤

夏目漱石《なつめそうせき》

　自分《じぶん》はこう云《い》う風《ふう》に一《ひと》つ二《ふた》つと勘定《かんじょう》して行《い》くうちに、赤《あか》い日《ひ》をいくつ見《み》たか分《わか》らない。勘定《かんじょう》しても、勘定《かんじょう》しても、しつくせないほど赤《あか》い日《ひ》が頭《あたま》の上《うえ》を通《とお》り越《こ》して行《い》った。それでも百年《ひゃくねん》がまだ来《こ》ない。しまいには、苔《こけ》の生《は》えた丸《まる》い石《いし》を眺《なが》めて、自分《じぶん》は女《おんな》に欺《だま》されたのではなかろうかと思《おも》い出《だ》した。

　すると石《いし》の下《した》から斜《はす》に自分《じぶん》の方《ほう》へ向《む》いて青《あお》い茎《くき》が伸《の》びて来《き》た。見《み》る間《ま》に長《なが》くなってちょうど自分《じぶん》の胸《むね》のあたりまで来《き》て留《と》まった。と思《おも》うと、

語彙

暁《あかつき》の星《ほし》

明け方に輝いて見える金星。明けの明星。「―を眺める」

すらりと揺《ゆら》ぐ茎《くき》の頂《いただき》に、心持首《こころもちくび》を傾《かたぶ》けていた細《ほそ》長《なが》い一輪《いちりん》の蕾《つぼみ》が、ふっくらと弁《はなびら》を開《ひら》いた。真白《まっしろ》な百合《ゆり》が鼻《はな》の先《さき》で骨《ほね》に徹《こた》えるほど匂《にお》った。そこへ遥《はるか》の上《うえ》から、ぽたりと露《つゆ》が落《お》ちたので、花《はな》は自分《じぶん》の重《おも》みでふらふらと動《うご》いた。自分《じぶん》は首《くび》を前《まえ》へ出《だ》して冷《つめ》たい露《つゆ》の滴《したた》る、白《しろ》い花弁《はなびら》に接吻《せっぷん》した。自分《じぶん》が百合《ゆり》から顔《かお》を離《はな》す拍子《ひょうし》に思《おも》わず、遠《とお》い空《そら》を見《み》たら、暁《あかつき》の星《ほし》がたった一《ひと》つ瞬《またた》いていた。「百年《ひゃくねん》はもう来《き》ていたんだな」とこの時始《ときはじ》めて気《き》がついた。

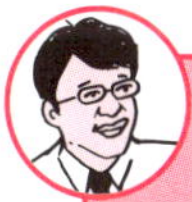

齋藤先生のここがポイント！

終始ぼんやりとしていた男がここで初めて百年の時の経過に気づきます。まるで体操の着地がピシっと決まったように、小説として非常に締まりがいいラストです。百合の花を女性の化身と理解してもよいでしょう。

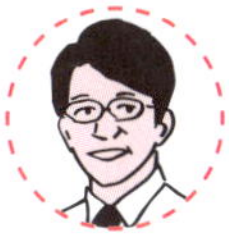

百合の花が「匂った」部分では、自分なりに花の香りや色を想像しながら読んでみるのもいいでしょう。

高瀬舟《たかせぶね》

森鴎外《もりおうがい》

夜舟《よふね》で寝《ね》ることは、罪人《ざいにん》にも許《ゆる》されているのに、喜助《きすけ》は横《よこ》になろうともせず、雲《くも》の濃淡《のうたん》に従《したが》って、光《ひかり》の増《ま》したり減《げん》じたりする月《つき》を仰《あお》いで、黙《だま》っている。その額《ひたい》は晴《はれ》やかで、目《め》には微《かす》かなかがやきがある。庄兵衛《しょうべえ》はまともには見《み》ていぬが、始終《しじゅう》喜助《きすけ》の顔《かお》から目《め》を離《はな》さずにいる。そして不思議《ふしぎ》だ、不思議《ふしぎ》だと、心《こころ》の内《うち》で繰《く》り返《かえ》している。それは喜助《きすけ》の顔《かお》が縦《たて》から見《み》ても、横《よこ》から見《み》ても、いかにも楽《たの》しそうで、もし役人《やくにん》に対《たい》する気兼《きがね》がなかったなら、口笛《くちぶえ》を吹《ふ》きはじめるとか、鼻歌《はなうた》を歌《うた》い出《だ》すとかしそうに思《おも》われたか

あらすじ

江戸時代、流刑を申し渡された京の罪人は高瀬舟に乗せられて大坂へ送られた。ある日、弟殺しで捕まった喜助の護送を命じられた同心の庄兵衛は、喜助のいかにも楽しげな表情に気づく。不思議に感じた庄兵衛は、思いきって理由を尋ねる。

著者プロフィール

東大医学部を卒業後、陸軍軍医としてドイツで4年を過ごす。帰国後に『舞姫』などを発表。日清戦争への出征を経て、明治42年に創刊された「スバル」に『ヰタ・セクスアリス』『雁』などを寄稿。大正5年、中央公論に『高瀬舟』を発表。晩年は帝室博物館総長などを歴任した。

らである。
庄兵衛《しょうべえ》は心《こころ》の内《うち》に思《おも》った。これまでこの高瀬舟《たかせぶね》の宰領《さいりょう》をしたことは幾度《いくたび》だか知《し》れない。しかし載《の》せて行《い》く罪人《ざいにん》は、いつも殆《ほとん》ど同《おな》じように、目《め》も当《あ》てられぬ気《き》の毒《どく》な様子《ようす》をしていた。それにこの男《おとこ》はどうしたのだろう。遊山船《ゆさんぶね》にでも乗《の》ったような顔《かお》をしている。罪《つみ》は弟《おとうと》を殺《ころ》したのだそうだが、よしやその弟《おとうと》が悪《わる》い奴《やつ》で、それをどんな行掛《ゆきがか》りになって殺《ころ》したにせよ、人《ひと》の情《じょう》として好《い》い心持《こころもち》はせぬはずである。

語彙

濃淡《のうたん》
色や味などの濃さや薄さ。意識の温度差。「色調や—の変化」「考えに—がある」

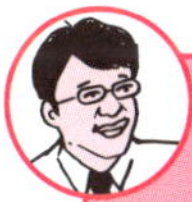

齋藤先生のここがポイント！

罪人である主人公が舟で遠島へ護送されるその道中が舞台です。罪人なのに晴れやかな表情、それを訝る護送役の男。それらの心の動きを想像しつつ、凛とした声で、それでいて自己主張し過ぎずに音読してください。

安楽死問題をこの時代に小説化していたことは驚嘆に値します。元陸軍軍医で大変な教養人だった文豪・鴎外ならではと言えます。

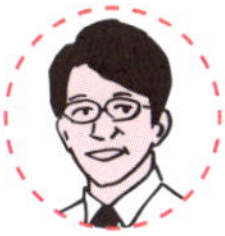

トロッコ

芥川龍之介《あくたがわりゅうのすけ》

「何時《いつ》までも押《お》していて好《い》い？」

「好《い》いとも。」

二人《ふたり》は同時《どうじ》に返事《へんじ》をした。良平《りょうへい》は「優《やさ》しい人《ひと》たちだ」と思《おも》った。

五《ご》、六町《ろくちょう》余《あま》り押《お》し続《つづ》けたら、線路《せんろ》はもう一度《いちど》急勾配《きゅうこうばい》になった。其処《そこ》には両側《りょうがわ》の蜜柑畑《みかんばたけ》に、黄《き》色《いろ》い実《み》がいくつも日《ひ》を受《う》けている。

「登《のぼ》り路《みち》の方《ほう》が好《い》い、何時《いつ》までも押《お》させてくれるから。」――良平《りょうへい》はそんな事《こと》を考《かんが》えながら、全身《ぜんしん》でトロッコを押《お》すようにした。

著者プロフィール
12歳で母方の実家の養子に入り、芥川姓となる。東京帝大在学中に同期の菊池寛らと同人誌「新思潮」を刊行。翌年『羅生門』を発表し、夏目漱石の門下生の集まり「木曜会」へも参加。小説『鼻』が漱石に絶賛される。その後も『芋粥』『藪の中』など、主に短編小説を多く世に残した。

あらすじ
文筆家・力石平蔵の幼年時代の回想手記を芥川が脚色した短編小説。8歳の良平は鉄道工事現場で土砂を運搬するトロッコに興味津々。ついに作業員と一緒にトロッコを押させてもらうことになる。喜ぶ良平だが、家からは離れる一方で夕闇も迫り、帰り道が不安になってくる。

語彙

町《ちょう》

尺貫法における距離の単位。一町は約109メートル。「10ーも歩いた」

蜜柑畑《みかんばたけ》の間《あいだ》を登《のぼ》りつめると、急《きゅう》に線路《せんろ》は下《くだ》りになった。縞《しま》のシャツを着《き》ている男《おとこ》は、良平《りょうへい》に「やい、乗《の》れ」といった。良平《りょうへい》は直《すぐ》に飛《と》び乗《の》った。トロッコは三人《さんにん》が乗《の》り移《うつ》ると同時《どうじ》に、蜜柑畑《みかんばたけ》の匂《におい》を煽《あお》りながら、ひた辷《すべ》りに線路《せんろ》を走《はし》り出《だ》した。「押《お》すよりも乗《の》る方《ほう》がずっと好《い》い。」——良平《りょうへい》は羽織《はおり》に風《かぜ》を孕《はら》ませながら、当《あた》り前《まえ》の事《こと》を考《かんが》えた。「行《い》きに押《お》す所《ところ》が多《おお》ければ、帰《かえ》りにまた乗《の》る所《ところ》が多《おお》い。」——そうも考《かんが》えたりした。

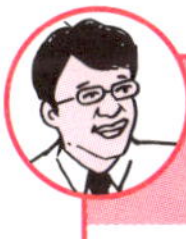

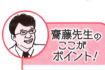

齋藤先生のここがポイント！

小さな頃に誰もが心に描いた冒険心や迷子になったときの心細さなど、いろいろな感情を回想してみてください。疾走するトロッコの描写と自身の楽しい思い出をオーバーラップさせながら、明るく元気よく音読しましょう。

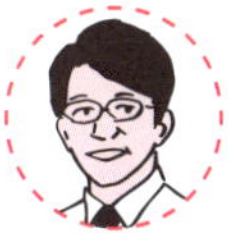

躍動感のあるトロッコですが、寂しい場所にポツンと佇むイメージもあり、これが野山を駆け回って遊ぶ子どもたちの多彩な心情とも重なります。

蜘蛛《くも》の糸《いと》

芥川龍之介《あくたがわりゅうのすけ》

あらすじ

極楽を散歩していたお釈迦様は、見下ろした地獄の世界にカンダタという男を見つける。生前に殺人や放火を繰り返した極悪人だが、カンダタが一度だけ善行をしたことを思い出す。お釈迦様は地獄から彼を救うチャンスを与えようと考える。

或日《あるひ》の事《こと》でございます。御釈迦様《おしゃかさま》は極楽《ごくらく》の蓮《はす》池《いけ》のふちを、独《ひと》りでぶらぶら御歩《おある》きになっていらっしゃいました。池《いけ》の中《なか》に咲《さ》いている蓮《はす》の花《はな》は、みんな玉《たま》のようにまっ白《しろ》で、そのまん中《なか》にある金色《きんいろ》の蕊《ずい》からは、何《なん》ともいえない好《よ》い匂《におい》が、絶間《たえま》なくあたりへ溢《あふ》れております。極楽《ごくらく》は丁度《ちょうど》朝《あさ》なのでございましょう。

やがて御釈迦様《おしゃかさま》はその池《いけ》のふちに御佇《おたたず》みになって、水《みず》の面《おもて》を蔽《おお》っている蓮《はす》の葉《は》の間《あいだ》から、

著者プロフィール

12歳で母方の実家の養子に入り、芥川姓となる。東京帝大在学中に同期の菊池寛らと同人誌「新思潮」を刊行。翌年『羅生門』を発表し、夏目漱石の門下生の集まり「木曜会」へも参加。小説『鼻』が漱石に絶賛される。その後も『芋粥』『藪の中』など、主に短編小説を多く世に残した。

語彙

蕊《ずい》
花の生殖器官。種子植物のおしべとめしべ。
「向日葵の―」

ふと下《した》の容子《ようす》を御覧《ごらん》になりました。この極楽《ごくらく》の蓮池《はすいけ》の下《した》は、丁度《ちょうど》地獄《じごく》の底《そこ》に当《あた》っておりますから、水晶《すいしょう》のような水《みず》を透《す》き徹《とお》して、三途《さんず》の河《かわ》や針《はり》の山《やま》の景色《けしき》が、丁度《ちょうど》覗《のぞ》き眼鏡《めがね》を見《み》るように、はっきりと見《み》えるのでございます。
するとその地獄《じごく》の底《そこ》に、犍陀多《カンダタ》という男《おとこ》が一《ひと》人《り》、外《ほか》の罪人《ざいにん》と一《いっ》しょに蠢《うごめ》いている姿《すがた》が、御眼《おめ》に止《とま》りました。

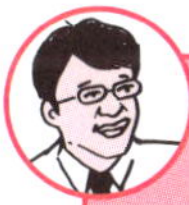

齋藤先生のここがポイント!

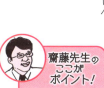

老若男女が理解できる世界観が格調高い文章で雅やかに描かれ、読んでいると蓮の花の香りが漂ってきそうなシズル感があります。舞台描写も卓越しています。映像を頭に描きつつ、文体を味わいながら読んでください。

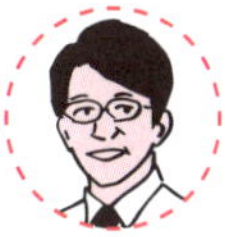

日本人であれば誰もが必ず知っている国民的な作品と言ってもいいでしょう。

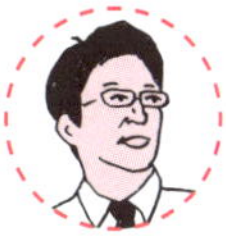

美しい天国をここまで見事に描写できているからこそ、読者は対比する地獄の怖さにリアリティを感じます。

侏儒《しゅじゅ》の言葉《ことば》

芥川龍之介《あくたがわりゅうのすけ》

著者プロフィール
12歳で母方の実家の養子に入り、芥川姓となる。東京帝大在学中に同期の菊池寛らと同人誌「新思潮」を刊行。翌年『羅生門』を発表し、夏目漱石の門下生の集まり「木曜会」へも参加。小説『鼻』が漱石に絶賛される。その後も『芋粥』『藪の中』など、主に短編小説を多く世に残した。

わたしは古《ふる》い酒《さけ》を愛《あい》するように、古《ふる》い快楽説《かいらくせつ》を愛《あい》するものである。我我《われわれ》の行為《こうい》を決《けっ》するものは善《ぜん》でもなければ悪《あく》でもない。ただ我我《われわれ》の好悪《こうお》である。あるいは我我《われわれ》の快不快《かいふかい》である。そうとしかわたしには考《かんが》えられない。

ではなぜ我我《われわれ》は極寒《ごっかん》の天《てん》にも、まさに溺《おぼ》れんとする幼児《ようじ》を見《み》る時《とき》、進《すす》んで水《みず》に入《はい》るのであるか？　救《すく》うことを快《かい》とするからである。では水《みず》

あらすじ
芥川が死の直前まで書き続けた箴言集。星、鼻、神秘主義、女人、罪、日本人などいくつものテーマに分け、主に短文形式でまとめている。ただしこれらは「かならずしもわたしの思想を伝えるものではない。唯わたしの思想の変化を時々窺わせるのに過ぎぬもの」と冒頭で述べられている。

語彙

侏儒《しゅじゅ》
知識のない人や体が小さい人に対する蔑称。

に入《はい》る不快《ふかい》を避《さ》け、幼児《ようじ》を救《すく》う快《かい》を取《と》るのは何《なん》の尺度《しゃくど》によったのであろう？　より大《おお》きい快《かい》を選《えら》んだのである。しかし肉体的快不快《にくたいてきかいふかい》と精神的《せいしんてき》快不快《かいふかい》とは同一《どういつ》の尺度《しゃくど》によらぬはずである。いや、この二《ふた》つの快不快《かいふかい》は全然相容《ぜんぜんあいい》れぬものではない。むしろ鹹水《かんすい》と淡水《たんすい》とのように、一《ひと》つに融《と》け合《あ》っているものである。

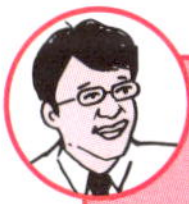

齋藤先生のここがポイント！

人の生き方や究極の真理など、深いテーマを簡潔に言い切る「アフォリズム」を知的な芥川は好みました。知的過ぎるがゆえに答えが見え過ぎると、人は厭世的になります。そんな気持ちを理解しつつ音読してみてください。

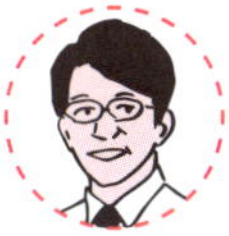

短い言葉で一刀両断に真髄を突き、真理をキラリと浮かび上がらせるのはニーチェも得意でした。芥川はその影響も受けています。

病牀六尺《びょうしょうろくしゃく》

正岡子規《まさおかしき》

この苦《くる》しみを受《う》けまいと思《おも》ふて、色々《いろいろ》に工夫《くふう》して、あるいは動《うご》かぬ体《からだ》を無理《むり》に動《うご》かして見《み》る。いよいよ煩悶《はんもん》する。頭《あたま》がムシャムシャとなる。もはやたまらんので、こらへ《え》にこらへ《え》た袋《ふくろ》の緒《お》は切《き》れて、遂《つい》に破裂《はれつ》する。もうかうなると駄目《だめ》である。絶叫《ぜっきょう》。号泣《ごうきゅう》。ますます絶叫《ぜっきょう》する、ますます号泣《ごうきゅう》する。その苦《くるしみ》その痛《いたみ》何《なん》とも形容《けいよう》することは出来《でき》ない。むしろ真《しん》の狂人《きょうじん》となってしまへ《え》ば楽《らく》であらう《ろ》と思《おも》ふけれどそれも出来《でき》ぬ。もし

著者プロフィール
本名、常規（つねのり）。東大予備門（現・東大教養学部）では夏目漱石や南方熊楠らと同期。日本新聞社へ入社し、日清戦争では記者として従軍した。結核を患い帰路で吐血し、病床生活を送るが、俳句や短歌、随筆などを精力的に発表し続けた。結核菌が脊椎を侵すカリエスにより34歳で死去。

あらすじ
不治の病におかされ、病床が世界の全てとなった子規のさまざまな思いを、命を削りながら死の2日前まで綴った随筆集。「日本」紙上に連載された。病の痛みや絶叫だけでなく、床の間に飾られた草花などへの気持ちや教育論などにも触れている。

語彙

煩悶《はんもん》

思い悩み、もだえるように苦しむこと。「―に―を重ねる」

死《し》ぬることが出来《でき》ればそれは何《なに》よりも望《のぞ》むところである、しかし死《し》ぬることも出来《でき》ねば殺《ころ》してくれるものもない。一日《いちにち》の苦《くる》しみは夜《よる》に入《はい》ってや《よ》うや《よ》う減《げん》じ僅《わず》かに眠《ねむ》気《け》さした時《とき》にはその日《ひ》の苦痛《くつう》が終《おわ》ると共《とも》にはや翌朝《よくあさ》寝起《ねおき》の苦痛《くつう》が思《おも》ひ《い》やられる。寝起《ねおき》ほど苦《くる》しい時《とき》はないのである。誰《だれ》かこの苦《くるしみ》を助《たす》けてくれるものはあるまいか、誰《だれ》かこの苦《くるしみ》を助《たす》けてくれるものはあるまいか。

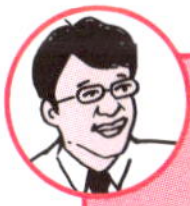

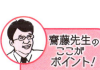

齋藤先生のここがポイント！

絶叫や号泣、痛みといった辛い表現が続きますが、これらはすべて作者が現実に体感した心の叫びです。代読して外に吐き出すことで、子規を少しでも楽にしてあげるくらいの気持ちで読んでみてはいかがでしょうか。

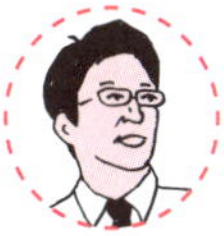

明治の男が絶叫するほどの凄まじい痛みを五感で受け止める思いで読みつつ、健康でいることの意味を考え直してみるのもいいのではないでしょうか。

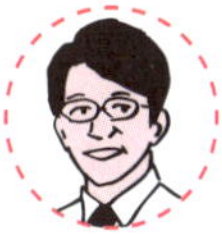

当時の麻酔は今のようには効きません。正岡子規を苦しめた痛みというのは想像を絶するものがあります。

第2章
日本文学の名作②

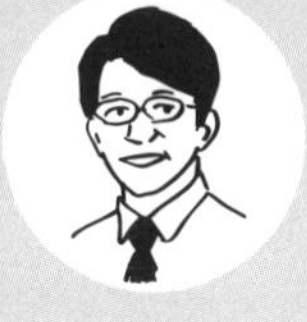

小《ちい》さき者《もの》へ

有島武郎《ありしまたけお》

著者プロフィール
横浜税関長で海外通だった父の方針で幼少より米国人家庭で英語を学ぶ。札幌農学校時代にキリスト教の洗礼も受ける。ハーバード大を経て志賀直哉らと同人「白樺」に参加。『カインの末裔』『惜しみなく愛は奪ふ』などを発表。大正12年、愛人の女性記者と軽井沢の別荘で心中。45歳で死没。

その母上《ははうえ》の愛《あい》は遺書《いしょ》にあるようにお前《まえ》たちを護《まも》らずにはいないだろう。よく眠《ねむ》れ。不可思議《ふかしぎ》な時《とき》というものの作用《さよう》にお前《まえ》たちを打任《うちま》かしてよく眠《ねむ》れ。そうして明日《あした》は昨日《きのう》よりも大《おお》きく賢《かしこ》くなって寝床《ねどこ》の中《なか》から跳《おど》り出《だ》して来《こ》い。私《わたし》は私《わたし》の役目《やくめ》をなし遂《と》げる事《こと》に全力《ぜんりょく》を尽《つく》すだろう。私《わたし》の一生《いっしょう》が如何《いか》に失敗《しっぱい》であろうとも、また私《わたし》が如何《いか》なる誘惑《ゆうわく》に打負《うちま》けようとも、お前《まえ》たちは私《わたし》の足跡《そくせき》に不純《ふじゅん》な何物《なにもの》をも見出《みいだ》し得《え》ないだけの事《こと》はする。きっとする。お前《まえ》たちは私《わたし》の斃《たお》れた所《ところ》か

あらすじ
妻を肺結核で亡くした有島が、「母」の死で悲しむ3人の子どもたちの心の救いに書いたとされる短編小説。有島本人がモデルの主人公「私」は、出産に立ち会った感動の回想や、妻の死をめぐる考えについて子供たちに向けて語っていく。

語彙

足跡《そくせき》

歩いた後に残る足の形。仕事上の成果。人生の業績、功績。「科学史に―を残す」

ら新《あたら》しく歩《あゆ》み出《だ》さねばならないのだ。しかしどちらの方向《ほうこう》にどう歩《あゆ》まねばならぬかは、かすかながらにもお前《まえ》たちは私《わたし》の足跡《そくせき》から探《さが》し出《だ》す事《こと》ができるだろう。

小《ちい》さき者《もの》よ。不幸《ふこう》なそして同時《どうじ》に幸福《こうふく》なお前《まえ》たちの父《ちち》と母《はは》との祝福《しゅくふく》を胸《むね》にしめて人《ひと》の世《よ》の旅《たび》に登《のぼ》れ。前途《ぜんと》は遠《とお》い。そして暗《くら》い。しかし恐《おそ》れてはならぬ。恐《おそ》れない者《もの》の前《まえ》に道《みち》は開《ひら》ける。

行《ゆ》け。勇《いさ》んで。小《ちい》さき者《もの》よ。

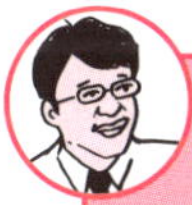

齋藤先生のここがポイント！

「私の一生が如何に失敗で……」以下のくだりは日本語として少々独特ですが、要は「私の失敗は決して不純な動機によるものではない。そこに君たちは気づくはずだ」というような意味だと理解してください。

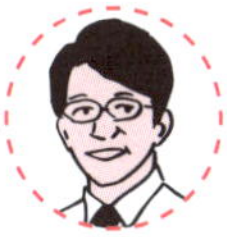

子どもたちへ勇気を与える応援歌のような言葉が多く、わたしも幼児番組の教材として使ったことがある作品です。

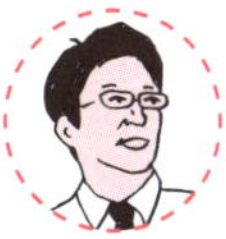

最後の３行は特に勢いもあって美しい文で、深く印象に残ります。丁寧に心を乗せて読んでみましょう。

生《う》まれ出《い》ずる悩《なや》み

有島武郎《ありしまたけお》

著者プロフィール
横浜税関長で海外通だった父の方針で幼少より米国人家庭で英語を学ぶ。札幌農学校時代にキリスト教の洗礼も受ける。ハーバード大を経て志賀直哉らと同人「白樺」に参加。『カインの末裔』『惜しみなく愛は奪ふ』などを発表。大正12年、愛人の女性記者と軽井沢の別荘で心中。45歳で死没。

そして僕《ぼく》は、同時《どうじ》に、この地球《ちきゅう》の上《うえ》のそこに君《きみ》と同《おな》じい疑《うたが》いと悩《なや》みとを持《も》って苦《くる》しんでいる人々《ひとびと》の上《うえ》に最上《さいじょう》の道《みち》が開《ひら》けよかしと祈《いの》るものだ。この切《せつ》なる祈《いの》りの心《こころ》は君《きみ》の身《み》の上《うえ》を知《し》るようになってから僕《ぼく》の心《こころ》の中《なか》に殊《こと》に激《はげ》しく強《つよ》まった。

ほんとうに地球《ちきゅう》は生《い》きている。生《い》きて呼吸《こきゅう》している。この地球《ちきゅう》の生《う》まんとする悩《なや》み、この地《ち》球《きゅう》の胸《むね》の中《なか》に隠《かく》れて生《う》まれ出《で》ようとするものの悩《なや》み――それを僕《ぼく》はしみじみと君《きみ》によって感《かん》ずる

あらすじ
東京で画家を目指したものの家庭の事情で郷里に戻らざるを得なくなった青年は、最後に主人公の家に絵の批評を求めてやってくる。その10年後、主人公と青年は再会。漁師としての日々を送りながら芸術への熱情を消さない青年に触発され、主人公も強い思いで絵を描きはじめる。

語彙

慈愛《じあい》
いつくしみ、かわいがる心。深い愛情。「―に満ちた人」

事《こと》ができる。それは湧《わ》き出《い》で跳《おど》り上《あが》る強《つよ》い力《ちから》の感《かん》じを以《もっ》て僕《ぼく》を涙《なみだ》ぐませる。
君《きみ》よ！　今《いま》は東京《とうきょう》の冬《ふゆ》も過《す》ぎて、梅《うめ》が咲《さ》き椿《つばき》が咲《さ》くようになった。太陽《たいよう》の生《う》み出《だ》す慈愛《じあい》の光《ひかり》を、地面《じめん》は胸《むね》を張《は》り拡《ひろ》げて吸《す》い込《こ》んでいる。春《はる》が来《く》るのだ。
君《きみ》よ春《はる》が来《く》るのだ。冬《ふゆ》の後《あと》には春《はる》が来《く》るのだ。君《きみ》の上《うえ》にも確《たし》かに、正《ただ》しく、力強《ちからづよ》く、永久《えいきゅう》の春《はる》が微笑《ほほえ》めよかし……僕《ぼく》はただそう心《こころ》から祈《いの》る。

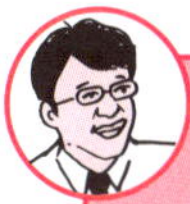

齋藤先生のここがポイント！

作家が自分を画家になぞらえ物語の中で自身の芸術論を語るというのは実は有島以外にも見られる手法です。漱石の『草枕』がそうですし、バルザックも画家を主人公にした『知られざる傑作』という小説を書いています。

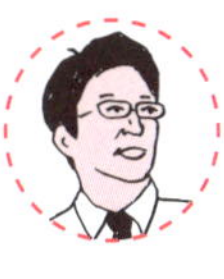

「君よ！」という力強い言葉で青年画家を励ます主人公。実は有島はそのメッセージで自分自身を励ましたのかもしれません。

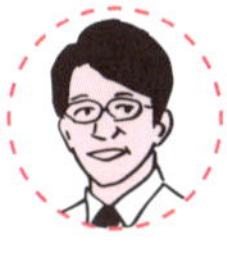

『小さき者へ』と同様、こちらも有島による応援歌のような作品。音読すると元気が出ます。

トカトントン

太宰治《だざいおさむ》

著者プロフィール
本名、津島修治（つしましゅうじ）。重度の薬物中毒や度重なる自殺未遂など苦悩に満ちた日々を送りながら、『走れメロス』『お伽草紙』『津軽』『人間失格』など多くの作品を発表。作風は無頼派と呼ばれた。昭和23年、玉川上水で愛人と入水自殺をして人生の幕を閉じる。

私《わたし》は局員《きょくいん》たちを相手《あいて》にキャッチボールをはじめました。へとへとになるまで続《つづ》けると、何《なに》か脱皮《だっぴ》に似《に》た爽《さわ》やかさが感《かん》ぜられ、これだと思《おも》ったとたんに、やはりあのトカトントンが聞《きこ》えるのです。あのトカトントンの音《おと》は、虚無《ニヒル》の情熱《じょうねつ》をさえ打《う》ち倒《たお》します。

もう、この頃《ごろ》では、あのトカトントンが、いよいよ頻繁《ひんぱん》に聞《きこ》え、新聞《しんぶん》をひろげて、新憲法《しんけんぽう》を一条一条熟読《いちじょういちじょうじゅくどく》しようとすると、トカトントン、局《きょく》の人事《じんじ》に就《つ》いて伯父《おじ》から相談《そうだん》を掛《か》けられ、名《めい》

あらすじ
戦時中に軍需工場で働いていた青年は、敗戦を知り死も考えるが、「トカトントン」という奇妙な音が聞こえてきて、死ぬ気をなくしてしまう。以来、何かやろうとするたびに、その正体不明の音が聞こえてくる。うつ状態となった青年は聖書の言葉に助けを求めはじめる。

案《あん》がふっと胸《むね》に浮《う》かんでも、トカトントン、あなたの小説《しょうせつ》を読《よ》もうとしても、トカトントン、こないだこの部落《ぶらく》に火事《かじ》があって起《お》きて火事場《かじば》に駈《か》けつけようとして、トカトントン、伯父《おじ》のお相手《あいて》で、晩《ばん》ごはんの時《とき》お酒《さけ》を飲《の》んで、も少《すこ》し飲《の》んでみようかと思《おも》って、トカトントン、もう気《き》が狂《くる》ってしまっているのではなかろうかと思《おも》って、これもトカトントン、自殺《じさつ》を考《かんが》え、トカトントン。

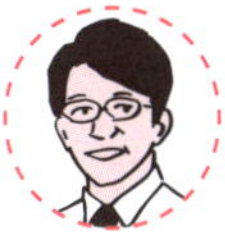

ここに挙げた部分は、本作品の中でも謎の音「トカトントン」が頻出する箇所です。虚無感の中にも、太宰治特有の軽妙なリズム感が窺える文章です。

語彙

新憲法《しんけんぽう》

戦前の旧憲法（大日本帝国憲法）に対して、戦後に制定された現行の日本国憲法のこと。昭和21年11月3日公布、翌22年5月3日施行。

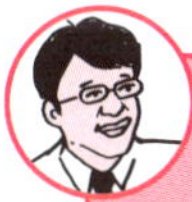

齋藤先生のここがポイント！

執着していたことに突如として意味を感じられなくなってしまうことは現実社会でもままあります。そのきっかけを「謎の音」としたところが作品の面白さです。トカトントンの部分は虚無感を重ねて読んでみましょう。

女《じょ》生《せい》徒《と》

太宰治《だざいおさむ》

あさ、眼《め》をさますときの気持《きも》ちは、面白《おもしろ》い。かくれんぼのとき、押入《おしい》れの真暗《まっくら》い中《なか》に、じっと、しゃがんで隠《かく》れていて、突然《とつぜん》、でこちゃんに、がらっと襖《ふすま》をあけられ、日《ひ》の光《ひかり》がどっと来《き》て、でこちゃんに、「見《み》つけた！」と大声《おおごえ》で言《い》われて、まぶしさ、それから、へんな間《ま》の悪《わる》さ、それから、胸《むね》がどきどきして、着物《きもの》のまえを合《あわ》せたりして、ちょっと、てれくさく、押入《おしい》れから出《で》て来《き》て、急《きゅう》にむかむか腹立《はらだ》たしく、あの感《かん》じ、いや、ちがう、あの感《かん》じでもない、なんだ

著者プロフィール

本名、津島修治（つしましゅうじ）。重度の薬物中毒や度重なる自殺未遂など苦悩に満ちた日々を送りながら、『走れメロス』『お伽草紙』『津軽』『人間失格』など多くの作品を発表。作風は無頼派と呼ばれた。昭和23年、玉川上水で愛人と入水自殺をして人生の幕を閉じる。

あらすじ

太宰が一般読者の女性から送られた日記を一日の出来事としてまとめた短編小説。思春期のただ中にいる「私」は、毎日もの思いにふけりながら夢と理想を膨らませ、目にするすべての景色の意味と向かい合い、やがて哲学的な方向へと思考を進めていく。

語彙

やりきれない

気持ちの持って行き場がない様。忸怩たる思い。「―思い」

か、もっとやりきれない。箱《はこ》をあけると、その中《なか》に、また小《ちい》さい箱《はこ》があって、その小《ちい》さい箱《はこ》をあけると、またその中《なか》に、もっと小《ちい》さい箱《はこ》があって、そいつをあけると、また、また、小《ちい》さい箱《はこ》があって、その小《ちい》さい箱《はこ》をあけると、また箱《はこ》があって、そうして、七《なな》つも八《やっ》つも、あけていって、とうとうおしまいに、さいころくらいの小《ちい》さい箱《はこ》が出《で》て来《き》て、そいつをそっとあけてみて、何《なに》もない、からっぽ、あの感《かん》じ、少《すこ》し近《ちか》い。パチッと眼《め》がさめるなんて、あれは嘘《うそ》だ。

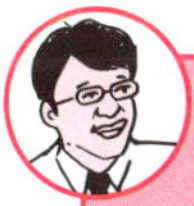

齋藤先生のここがポイント！

心の内側から言葉があふれ出てくるような文体は太宰の真骨頂です。音読の楽しさは役者のように登場人物に身を入れ替えて声に出してみることです。女生徒の心に憑依するくらいのつもりで、五感で読んでみましょう。

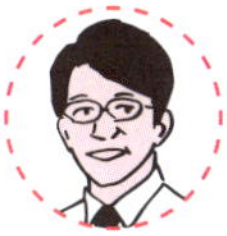

太宰は女性になりきって心の揺らぎを描くのが素晴らしく上手な人でした。川端康成もこの作品の描写を「音楽的」と高く評価しています。

パンドラの匣《はこ》

太《だ》宰《ざい》治《おさむ》

よいものだと思《おも》った。人間《にんげん》は死《し》に依《よ》って完成《かんせい》せられる。生《い》きているうちは、みんな未完成《みかんせい》だ。虫《むし》や小鳥《ことり》は、生《い》きてうごいているうちは完璧《かんぺき》だが、死《し》んだとたんに、ただの死骸《しがい》だ。完成《かんせい》も未《み》完成《かんせい》もない、ただの無《む》に帰《き》する。人間《にんげん》はそれに較《くら》べると、まるで逆《ぎゃく》である。人間《にんげん》は、死《し》んでから一《いち》ばん人間《にんげん》らしくなる、というパラドックスも成立《せいりつ》するようだ。鳴沢《なるさわ》さんは病気《びょうき》と戦《たたか》って死《し》んで、そうして美《うつく》しい潔白《けっぱく》の布《ぬの》に包《つつ》まれ、松《まつ》の並木《なみき》に見《み》え隠《かく》れしながら坂路《さかみち》を降《お》りて行《い》く今、

あらすじ
療養所で結核と闘う20歳の青年「ひばり」から、親友に宛てた書簡形式の物語。迫り来る死の恐怖に脅かされながらも、明るく力強く生きようとする青年。看護師への恋心などが爽やかに、ときにユーモラスに描かれた青春小説。

著者プロフィール
本名、津島修治（つしましゅうじ）。重度の薬物中毒や度重なる自殺未遂など苦悩に満ちた日々を送りながら、『走れメロス』『お伽草紙』『津軽』『人間失格』など多くの作品を発表。作風は無頼派と呼ばれた。昭和23年、玉川上水で愛人と入水自殺をして人生の幕を閉じる。

語彙

パラドックス

一般的に真理と理解されていることに反する主張。逆説。背理。

ご自身《じしん》の若《わか》い魂《たましい》を、最《もっと》も厳粛《げんしゅく》に、最《もっと》も明確《めいかく》に、最《もっと》も雄弁《ゆうべん》に主張《しゅちょう》して居《お》られる。僕《ぼく》たちはもう決《けっ》して、鳴沢《なるさわ》さんを忘《わす》れる事《こと》が出来《でき》ない。僕《ぼく》は光《ひか》る白布《しらぬの》に向《む》かって素直《すなお》に合掌《がっしょう》した。

けれども、君《きみ》、思《おも》い違《ちが》いしてはいけない。僕《ぼく》は死《し》をよいものだと思《おも》った、とは言《い》っても、決《けっ》してひとの命《いのち》を安《やす》く見《み》ていい加減《かげん》に取扱《とりあつか》っているのでも無《な》いし、また、あのセンチメンタルで無気力《むきりょく》な、「死《し》の讃美者《さんびしゃ》」とやらでもないんだ。

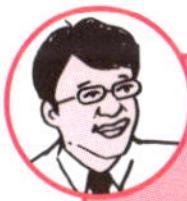

齋藤先生のここがポイント！

死を知っているのに忘れたふりをして生きているのが人間です。太宰は常に死と向かい合い、その立脚点を多くの作品に記しました。読む際はご自身の死生観とも重ねつつ、しみじみと音読してみるのがいいでしょう。

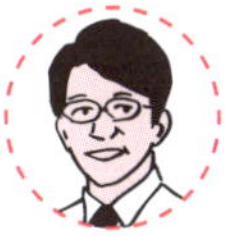

「人間は死によって完成する」という表現などは、死をリアルに捉えて生き続けた太宰の死生観が非常によく表れています。

風《かぜ》立《た》ちぬ

堀辰雄《ほりたつお》

著者プロフィール

広島藩の士族だった堀浜之助と町屋の娘・志気との間に生まれる。堀家の嫡男として届けられるが、志気は辰雄を連れて2人で暮らしはじめる。中学時代に文学に目覚め、後に『風立ちぬ』『大和路・信濃路』などを執筆。肺結核を患い軽井沢で度々療養し、48歳でその生涯を閉じた。

それらの夏《なつ》の日々《ひび》、一面《いちめん》に薄《すすき》の生《お》い茂《しげ》った草《そう》原《げん》の中《なか》で、お前《まえ》が立《た》ったまま熱心《ねっしん》に絵《え》を描《か》いていると、私《わたし》はいつもその傍《かたわ》らの一本《いっぽん》の白樺《しらかば》の木《こ》蔭《かげ》に身《み》を横《よこ》たえていたものだった。そうして夕《ゆう》方《がた》になって、お前《まえ》が仕事《しごと》をすませて私《わたし》のそばに来《く》ると、それからしばらく私達《わたしたち》は肩《かた》に手《て》をかけ合《あ》ったまま、遥《はるか》か彼方《かなた》の、縁《ふち》だけ茜色《あかねいろ》を帯《お》びた入道雲《にゅうどうぐも》のむくむくした塊《かたま》りに覆《おお》われている地平《ちへい》線《せん》の方《ほう》を眺《なが》めやっていたものだった。ようやく暮《く》れようとしかけているその地平線《ちへいせん》から、反対《はんたい》

あらすじ

結核におかされ、高原のサナトリウムで転地療養する婚約者の節子と、そこに付き添う「私」との心の交流を描いた中編小説。ある日、主人公は院長からレントゲン写真を見せられ、節子の病状が極めて深刻であることを告げられる。

に何物《なにもの》かが生《うま》れて来《き》つつあるかのように……
そんな日《ひ》の或《あ》る午後《ごご》、（それはもう秋近《あきちか》い日《ひ》だった）私達《わたしたち》はお前《まえ》の描《か》きかけの絵《え》を画架《がか》に立《た》てかけたまま、その白樺《しらかば》の木蔭《こかげ》に寝《ね》そべって果《くだ》物《もの》を齧《か》じっていた。砂《すな》のような雲《くも》が空《そら》をさらさらと流《なが》れていた。そのとき不意《ふい》に、何処《どこ》からともなく風《かぜ》が立《た》った。

語彙

入道雲《にゅうどうぐも》
空高く盛り上がり、坊主頭の入道のような形になった積乱雲。

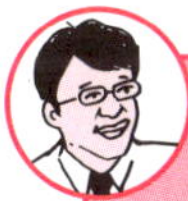

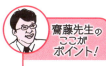

齋藤先生のここがポイント！

重い病で高原のサナトリウムに伏している婚約者と、付き添う主人公の残された日々。忍び寄る死の影とそれと対比的な自然の圧倒的な美が切なさを際立たせます。尊い時間を想いながら抒情的に読んでみてください。

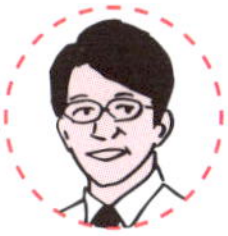

恋愛小説としてだけ見ても美しい作品です。夏の光と風、そして死のはかなさをイメージしつつ読んでください。

野菊《のぎく》の墓《はか》

伊藤左千夫《いとうさちお》

僕《ぼく》は一寸脇《ちょっとわき》へ物《もの》を置《お》いて、野菊《のぎく》の花《はな》を一握《ひとにぎ》り採《と》った。

民子《たみこ》は一町《いっちょう》ほど先《さき》へ行《い》ってから、気《き》がついて振《ふ》り返《かえ》るや否《いな》や、あれッと叫《さけ》んで駆《か》け戻《もど》ってきた。

「民《たみ》さんはそんなに戻《もど》ってきないッだって僕《ぼく》が行《い》くものを……」

「まア政夫《まさお》さんは何《なに》をしていたの。私《わたし》びッくりして……まア綺麗《きれい》な野菊《のぎく》、政夫《まさお》さん、私《わたし》に半分《はんぶん》おくれッたら、私《わたし》ほんとうに野菊《のぎく》が好《す》き」

あらすじ

少年・政夫と2歳年上の従姉・民子との恋を描いた物語。ある日、畑へ綿を摘みに出かけた2人は道中で野菊を見つけ、ほのぼのとした時間を共有する。一方、2歳上の民子との結婚をこころよく思わない政夫の母は2人の関係に強く反対する。

著者プロフィール

現在の千葉県山武市で農家の家に生まれる。大学中退後、牛乳の製造販売業を営むかたわら、新聞「日本」に随想『非新自讃歌論』を発表。俳人・正岡子規に師事する。明治38年に子規の影響を受けた小説『野菊の墓』を発表。その後も『隣の嫁』『春の潮』などを執筆する。

「僕《ぼく》はもとから野菊《のぎく》がだい好《す》き。民《たみ》さんも野菊《のぎく》が好《す》き……」

「私《わたし》なんでも野菊《のぎく》の生《うま》れ返《かえ》りよ。野菊《のぎく》の花《はな》を見《み》ると身振《みぶる》いの出《で》るほど好《この》もしいの。どうしてこんなかと、自分《じぶん》でも思《おも》う位《くらい》」

「民《たみ》さんはそんなに野菊《のぎく》が好《す》き……道理《どうり》でどうやら民《たみ》さんは野菊《のぎく》のような人《ひと》だ」

民子《たみこ》は分《わ》けてやった半分《はんぶん》の野菊《のぎく》を顔《かお》に押《お》しあてて嬉《うれ》しがった。二人《ふたり》は歩《ある》きだす。

語彙

野菊《のぎく》
野生に咲くキクに見える植物の総称。「ーが咲いている」

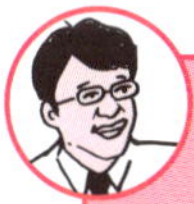

齋藤先生のここがポイント！

SNSで人が繋がるような現代とはかけ離れた時代の、淡く切ない恋物語です。数ある花の中でも素朴な印象のある野菊を「大好き」というイノセントな2人。その人物像を頭に思い描きながら読んでみましょう。

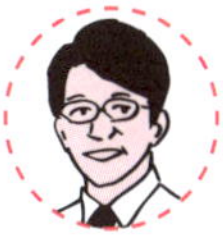

土の香りさえするような素朴で初々しい恋の行方に、読者の誰もが気持ちを入れて読んでしまう物語です。

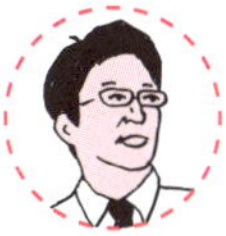

現代社会の男女の恋愛がうまくいかない最大の理由は、その2人の間に野菊が無いからかもしれません。

破戒《はかい》

島崎藤村《しまざきとうそん》

平素《ふだん》はそれほど注意《ちゅうい》を引《ひ》かないような物《もの》まで一々《いちいち》の印象《いんしょう》が強《つよ》く審《くわ》しく眼《め》に映《うつ》って見《み》えたり、あるときはまた、物《もの》の輪郭《かたち》すら朦朧《もうろう》として何《なに》もかも同《おな》じようにぐらぐら動《うご》いて見《み》えたりする。「自分《じぶん》はこれから将来《さき》どうしよう――何処《どこ》へ行《い》って、何《なに》をしよう――一体自分《いったいじぶん》は何《なん》のためにこの世《よ》の中《なか》へ生《うま》れて来《き》たんだろう。」思《おも》い乱《みだ》れるばかりで、何《なん》の結末《まとまり》もつかなかった。長《なが》いこと丑松《うしまつ》は千曲川《ちくまがわ》の水《みず》を眺《なが》め佇《たたず》んでいた。一生《いっしょう》のことを思《おも》い煩《わずら》いながら、丑松《うしまつ》は船橋《ふなばし》の

あらすじ

被差別部落に生まれた主人公・丑松は、出自を隠して生きよとの父の「戒（いまし）め」を頑なに守りつつ、小学校教員としての日々を送る。しかし、学校では丑松が被差別部落出身であるとの噂が広がりはじめ、苦悩する丑松はついにカミングアウトの決断を下す。

著者プロフィール

中山道で馬籠宿を整備し、代々庄屋や問屋を務めた島崎家の四男として生まれる。17代当主の父・正樹は国学者で、藤村が15歳のときに獄中死。後に父をモデルに歴史小説『夜明け前』を書く。昭和18年、小説『東方の門』の執筆が未完の中、脳溢血でこの世を去る。

方《ほう》へ下《お》りて行《い》った。誰《だれ》かこう背後《うしろ》から追《お》い迫《せま》って来《く》るような心地《こころもち》がして――無論《むろん》そんなことのあるべきはずがない、と承知《しょうち》していながら――それでやはり安心《あんしん》が出来《でき》なかった。幾度《いくたび》か丑松《うしまつ》は背後《うしろ》を振返《ふりかえ》って見《み》た。時《とき》とすると、妙《みょう》な眩暈《めまい》心地《ごこち》になって、ふらふらと雪《ゆき》の中《なか》へ倒《たお》れ懸《かか》りそうになる。「ああ、馬鹿《ばか》、馬鹿《ばか》――もっと毅然《しっかり》しないか。」とは自分《じぶん》で自分《じぶん》を叱《しか》り励《はげま》す言葉《ことば》であった。

語彙

千曲川《ちくまがわ》
信濃川の上流で長野県を流れる部分の呼称。甲武信岳から佐久平を流れ、善光寺平で犀川に合流し、新潟県に入って信濃川となる。

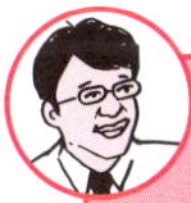

齋藤先生のここがポイント！

被差別部落の現実を扱った日本文学史における記念碑的な作品。追い詰められた精神を絞り出し、自問自答しつつも自らを励ます主人公の心情を思いながら、声に出して読んでみてください。

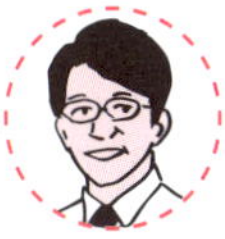

今の時代でもＬＧＢＴなど心の問題で苦悩する人は大勢います。決して終わったテーマではないという理解を持って読んでください。

武蔵野《むさしの》

国木田独歩《くにきだどっぽ》

林《はやし》に座《すわ》って居《い》て日《ひ》の光《ひかり》の尤《もっと》も美《うつく》しさを感《かん》ずるのは、春《はる》の末《すえ》より夏《なつ》の初《はじめ》であるが、それは今《いま》ここには書《か》くべきでない。その次《つぎ》は黄葉《こうよう》の季節《きせつ》である。半《なか》ば黄《き》ろく半《なか》ば緑《みどり》な林《はやし》の中《なか》に歩《あるい》て居《い》ると、澄《す》みわたった大空《おおぞら》が梢々《こずえこずえ》の隙間《すきま》からのぞかれて日《ひ》の光《ひかり》は風《かぜ》に動《うご》く葉末々《はずえはずえ》に砕《くだ》け、その美《うつく》しさ言《い》いつくされず。日光《にっこう》とか碓氷《うすい》とか、天下《てんか》の名所《めいしょ》は兎《と》も角《かく》、武蔵野《むさしの》の様《よう》な広《ひろ》い平原《へいげん》の林《はやし》が隈《くま》なく染《そ》まって、日《ひ》の西《にし》に傾《かたむ》くと共《とも》に一面《いちめん》の火花《ひばな》を放《はな》

あらすじ

渋谷村に住居を構え、近郊の散策を趣味とした独歩がこよなく愛した武蔵野の地。その四季折々の美しい風景を、独歩自らの体感をもとに9つの章でまとめた随筆集。自然主義文学の第一人者といわれる独歩らしく、詩情に満ちた絶妙な自然描写が際立つ作品。

著者プロフィール

出生名、亀吉。後に哲夫と改名。東京専門学校（現在の早稲田大学）在学中にキリスト教に傾倒。麹町の教会で洗礼を受ける。英語教師や記者を経て小説家へ。『武蔵野』『忘れえぬ人々』『春の鳥』などを執筆する。明治41年に肺結核のため36歳の若さで死去した。

語彙

武蔵野《むさしの》

関東地方の一地域を指し、範囲における定義は明確ではない。

つという特異《とくい》の美観《びかん》ではあるまいか。若《も》し高《たか》きに登《のぼり》て一目《ひとめ》にこの大観《たいかん》を占《し》めることが出来《でき》るならこの上《うえ》もないこと、よしそれが出来難《できがた》いにせよ、平原《へいげん》の景《けい》の単調《たんちょう》なるだけに、人《ひと》をしてその一部《いちぶ》を見《み》て全部《ぜんぶ》の広《ひろ》い、殆《ほとん》ど限《かぎ》りない光景《こうけい》を想像《そうぞう》する者《もの》である。その想像《そうぞう》に動《うご》かされつつ夕照《せきしょう》に向《むかっ》て黄葉《こうよう》の中《なか》を歩《ある》けるだけ歩《ある》くことがどんなに面白《おもしろ》かろう。林《はやし》が尽《つ》きると野《の》に出《で》る。

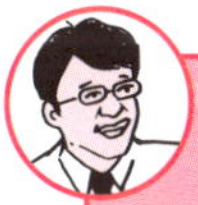

齋藤先生のここがポイント！

今すぐ林道をトレッキングでもしたくなってくるような気持ちになる作品です。実際、文字による自然描写というのは極めて難しい作業なのです。その文学的な技術の高さも感じつつ、情感を込めて音読してみてください。

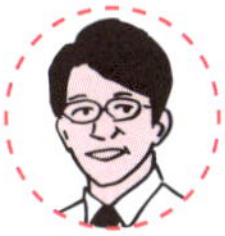

「半ば黄色く半ば緑な」「大空が梢々（こずえこずえ）の隙間から」など、自然描写における繰り返しの妙なども堪能してください。

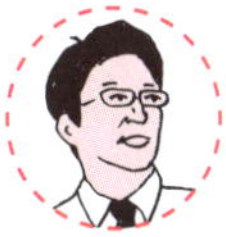

西にかたむく日の光が広く平原に色を落とす様を「一面の火花を放つ」とした表現には感動すら覚えます。

夫婦善哉《めおとぜんざい》

織田作之助《おださくのすけ》

著者プロフィール

現在の大阪市天王寺で仕出屋を営む両親のもとに生まれる。旧制高校の卒業試験の時期に喀血し、療養後に復学するも出席不足で退学。2年後に処女作『雨』を発表する。昭和14年発表の『俗臭』が芥川賞候補となる。『夫婦善哉』でさらに注目を集めるも、結核が悪化して33歳で死去。

法善寺境内《ほうぜんじけいだい》の「めおとぜんざい」へ行《い》った。道頓堀《どうとんぼり》からの通路《つうろ》と千日前《せんにちまえ》からの通路《つうろ》の角《かど》に当《あた》っているところに古《ふる》びた阿多福人形《おたふくにんぎょう》が据《す》えられ、その前《まえ》に「めおとぜんざい」と書《か》いた赤《あか》い大提灯《だいちょうちん》がぶら下《さが》っているのを見《み》ると、しみじみと夫婦《ふうふ》で行《い》く店《みせ》らしかった。おまけに、ぜんざいを註文《ちゅうもん》すると、女夫《めおと》の意味《いみ》で一人《ひとり》に二杯《にはい》ずつ持《も》って来《き》た。碁盤《ごばん》の目《め》の敷畳《しきだたみ》に腰《こし》をかけ、スウスウと高《たか》い音《おと》を立《た》てて啜《すす》りながら柳吉《りゅうきち》は言《い》った。「こ、こ、ここの善哉《ぜんざい》はなんで、二《に》、二《に》、

あらすじ

北新地の20歳の人気芸者・蝶子は、安化粧問屋の31歳の若旦那・柳吉と駆け落ちする。2人はいったん蝶子の実家へ戻ると、やがて黒門市場の2階で間借り生活をはじめる。無職でお気楽な日々を送る柳吉に代わり、蝶子は芸者として健気に働く。

二杯《にはい》ずつ持《も》って来《き》よるか知《し》ってるか、知《し》らんやろ。こら昔何《むかしなん》とか大夫《たゆう》ちゅう浄瑠璃《じょうるり》のお師匠《ししょう》はんが開《ひら》いた店《みせ》でな、一杯山盛《いっぱいやまも》りにするより、ちょっとずつ二杯《にはい》にする方《ほう》が沢山《ぎょうさん》はいってるように見《み》えるやろ、そこをうまいこと考《かんが》えよったのや」蝶子《ちょうこ》は「一人《ひとり》より女夫《めおと》の方《ほう》が良《え》えいうことでっしゃろ」ぽんと襟《えり》を突《つ》き上《あ》げると肩《かた》が大《おお》きく揺《ゆ》れた。蝶子《ちょうこ》はめっきり肥《こ》えて、そこの座《ざ》蒲団《ぶとん》が尻《しり》にかくれるくらいであった。

語彙

浄瑠璃《じょうるり》
三味線を伴奏とする弾き語り音楽の一種。「人形―」

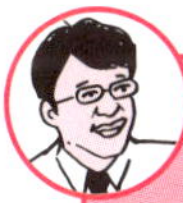

齋藤先生のここがポイント!

駆け落ちした内縁夫婦の生活がコミカルに展開します。当意即妙な関西弁のやりとりは、ピチピチとした生きのいい言葉として心のひだへ届きます。密度の濃いおおらかな人間関係を想いながら読んでみましょう。

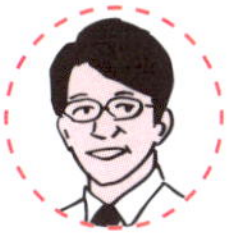

教科書的な道徳観や世俗的な価値観を超えた、理屈抜きの人情の世界にどっぷりと浸かってみてください。

堕落論《だらくろん》

坂口安吾《さかぐちあんご》

著者プロフィール

本名、炳五（へいご）。父は衆議院議員を務めた仁一郎。一時、交通事故の後遺症などで精神を病むも、さまざまな語学の習得に熱中することでこれを克服する。戦前は小説『風博士』などで注目され、戦後に発表した評論『堕落論』は、敗戦で失意に沈む日本人に衝撃を与えた。

人間《にんげん》。戦争《せんそう》がどんなすさまじい破壊《はかい》と運命《うんめい》をもって向《む》うにしても人間自体《にんげんじたい》をどう為《な》しうるものでもない。戦争《せんそう》は終《おわ》った。特攻隊《とっこうたい》の勇士《ゆうし》はすでに闇屋《やみや》となり、未亡人《みぼうじん》はすでに新《あら》たな面影《おもかげ》によって胸《むね》をふくらませているではないか。人間《にんげん》は変《かわ》りはしない。ただ人間《にんげん》へ戻《もど》ってきたのだ。人間《にんげん》は堕落《だらく》する。義士《ぎし》も聖女《せいじょ》も堕落《だらく》する。それを防《ふせ》ぐことはできないし、防《ふせ》ぐことによって人《ひと》を救《すく》うことはできない。人間《にんげん》は生《い》き、人間《にんげん》は堕《お》ちる。そのこと以外《いがい》の中《なか》に人間《にんげん》を救《すく》う便利《べんり》な近《ちか》

あらすじ

戦争で夫を失い新しい恋人をつくる未亡人や、闇屋に身を落とす特攻帰りの元隊員らを例にあげ、それら堕落と映る行為は人間が本来もっていた本質が現れただけだと安吾は説く。堕落こそが人間本来のあり方であり、本来の生き方をするための原点であると。

道《みち》はない。
戦争《せんそう》に負《ま》けたから堕《お》ちるのではないのだ。人《にん》間《げん》だから堕《お》ちるのであり、生《い》きているから堕《お》ちるだけだ。だが人間《にんげん》は永遠《えいえん》に堕《お》ちぬくことはできないだろう。なぜなら人間《にんげん》の心《こころ》は苦難《くなん》に対《たい》して鋼鉄《こうてつ》の如《ごと》くでは有《あ》り得《え》ない。人間《にんげん》は可憐《かれん》であり脆弱《ぜいじゃく》であり、それ故愚《ゆえおろ》かなものであるが、堕《お》ちぬくためには弱《よわ》すぎる。

語彙

脆弱《ぜいじゃく》
弱くてもろい性格や状態。「―な構造」「システムの―性」

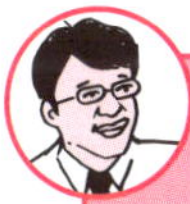

齋藤先生のここがポイント！

建前や虚飾を脱ぎ捨てて本質をさらけ出し、真の自分を発見せよと説く本作は、安吾本人が単独者としての自身の生き方と向き合う覚悟をも示しています。緩みのない安吾の人間性と合わせてセットで読んでみてください。

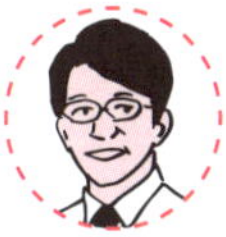

堕落しきることで本当の生き方にたどり着くという論理は、現代に生きる我々にも通じるものがあります。

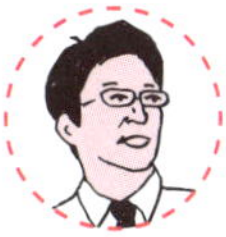

安吾の作品はどれも切れ味のいい日本語で、読むと気持ちがよくなります。『日本文化私観』などもお勧めです。

白痴《はくち》

坂口安吾《さかぐちあんご》

彼《かれ》は女《おんな》を寝床《ねどこ》へねせて、その枕元《まくらもと》に坐《すわ》り、自《じ》分《ぶん》の子供《こども》、三《みっ》ツか四《よっ》ツの小《ちい》さな娘《むすめ》をねむらせるように額《ひたい》の髪《かみ》の毛《け》をなでてやると、女《おんな》はボンヤリ眼《め》をあけて、それがまったく幼《おさな》い子供《こども》の無心《むしん》さと変《かわ》るところがないのであった。私《わたし》はあなたを嫌《きら》っているのではない、人間《にんげん》の愛情《あいじょう》の表現《ひょうげん》は決《けっ》して肉体《にくたい》だけのものではなく、人間《にんげん》の最後《さいご》の住《す》みかはふるさとで、あなたはいわば常《つね》にそのふるさとの住人《じゅうにん》のようなものなのだから、など

あらすじ

敗戦間近の蒲田ですさんだ生活を送る演出家の伊沢は、隣家に住む知的障害のある女の存在を知る。ある日、伊沢が夜遅くに仕事から戻ると、その女が部屋の押し入れに隠れているのを見つける。その日から、伊沢と女との奇妙な同居生活がはじまることになる。

著者プロフィール

本名、炳五（へいご）。父は衆議院議員を務めた仁一郎。一時、交通事故の後遺症などで精神を病むも、さまざまな語学の習得に熱中することでこれを克服する。戦前は小説『風博士』などで注目され、戦後に発表した評論『堕落論』は、敗戦で失意に沈む日本人に衝撃を与えた。

と伊沢《いざわ》も始《はじ》めは妙《みょう》にしかつめらしくそんなことも言《い》いかけてみたが、もとよりそれが通《つう》じるわけではないのだし、いったい言葉《ことば》が何物《なにもの》であろうか、何《なに》ほどの値打《ねうち》があるのだろうか、人間《にんげん》の愛情《あいじょう》すらもそれだけが真実《しんじつ》のものだという何《なん》のあかしもあり得《え》ない、生《なま》の情熱《じょうねつ》を託《たく》すに足《た》る真《しん》実《じつ》なものが果《はた》してどこに有《あ》り得《う》るのか、すべては虚妄《きょもう》の影《かげ》だけだ。

語彙

虚妄《きょもう》
事実ではないこと。嘘、偽り。金品をごまかし、着服すること。「―の説」

齋藤先生のここがポイント！

合理的かつ論理的な生き方とは相反するイノセント（無垢）な存在を、異彩を放つ一人の女性で表現した短編小説です。全編にわたり気だるい空気が漂う耽美的な世界。そこへ身を置いてまったりと読んでみましょう。

安吾は日頃から女性への敬意の念が強く、男性にはない素養を備えた崇高な存在として見ている節がありました。

第3章
日本文学の名作③

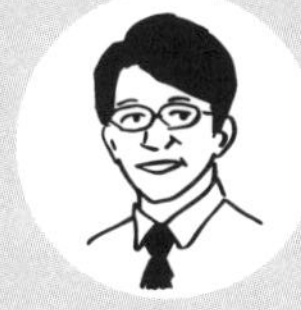

濹東綺譚《ぼくとうきだん》

永井荷風《ながいかふう》

静《しずか》にひろげる傘《かさ》の下《した》から空《そら》と町《まち》のさまとを見《み》ながら歩《ある》きかけると、いきなり後方《うしろ》から、「檀《だん》那《な》、そこまで入《い》れてってよ。」といいさま、傘《かさ》の下《した》に真白《まっしろ》な首《くび》を突込《つっこ》んだ女《おんな》がある。油《あぶら》の匂《におい》で結《ゆ》ったばかりと知《し》られる大《おお》きな潰《つぶし》島田には長目《ながめ》に切《き》った銀糸《ぎんし》をかけている。わたくしは今方通《いまがたとお》りがかりに硝子戸《ガラスど》を明《あ》け放《はな》した女髪結《おんなかみゆい》の店《みせ》のあった事《こと》を思《おも》い出《だ》した。

吹《ふ》き荒《あ》れる風《かぜ》と雨《あめ》とに、結立《ゆいたて》の髷《まげ》にかけた銀《ぎん》

あらすじ

小説家の大江は、新作の構想を練る中で、舞台の一つとなりそうな向島の玉の井を散策する。すると雨が降り出し、広げた傘に見知らぬ浴衣姿の女、お雪が突然入ってくる。大江は私娼であるお雪のなじみ客として玉の井へ通うようになる。

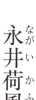

著者プロフィール

本名、壮吉（そうきち）。漢詩人で官僚、永井久一郎の長男として生まれる。語学に堪能で米仏へも渡り、見聞記を小説化した『あめりか物語』『ふらんす物語』などを発表。昭和12年、東京・大阪朝日新聞に『濹東綺譚』の連載を開始。同27年には文化勲章を受章している。

糸《し》の乱《みだ》れるのが、いたいたしく見《み》えたので、わたくしは傘《かさ》をさし出《だ》して、「おれは洋服《ようふく》だからかまわない。」

実《じつ》は店《みせ》つづきの明《あか》るい燈火《ともしび》に、さすがのわたくしも相合傘《あいあいがさ》には少《すこ》しく恐縮《きょうしゅく》したのである。

「じゃ、よくって。すぐ、そこ。」と女《おんな》は傘《かさ》の柄《え》につかまり、片手《かたて》に浴衣《ゆかた》の裾《すそ》を思《おも》うさままくり上《あ》げた。

語彙

潰島田《つぶししまだ》

江戸時代の一時期に流行した女性の髪の結い方の一種。永井荷風は略して「つぶし」と読ませている。

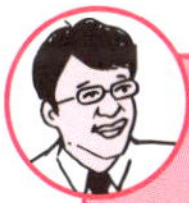

齋藤先生のここがポイント！

古き良き日本の「粋」を感じさせる男女の出会い。お芝居の一場面としても情緒があります。どこか愛嬌がある会話を味わいつつ、2人の表情やキャラクターと、その映像を頭に思い浮かべながら読んでみてください。

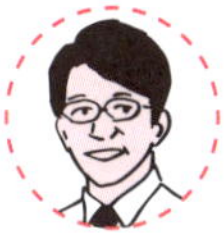

永井荷風は東京・向島の文化と空気をこよなく愛し、そこで生きる人々の心情を作品にも多く残しています。

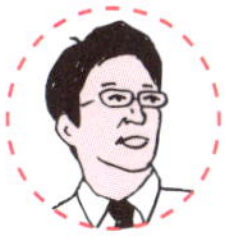

最近よく耳にする「クールジャパン」の世界観が、まさにこの作品の中に描かれていると言っていいでしょう。

「いき」の構造《こうぞう》

九鬼周造《くきしゅうぞう》

著者プロフィール
哲学者。明治を代表する文部官僚で男爵、九鬼隆一の四男として生まれる。東京帝国大学哲学科を卒業後、欧州に留学。帰国後は京都帝国大学でフランス哲学などを教えた。日本固有の精神構造を積極的に追究。『「いき」の構造』以外には『偶然性の問題』『人間と実存』などを執筆した。

第二《だいに》に、褐色《かっしょく》すなわち茶色《ちゃいろ》ほど「いき」として好《この》まれる色《いろ》はほかにないであろう。「思《おも》ひ《い》そめ茶《ちゃ》の江戸褄《えどづま》に」という言葉《ことば》にも表《あら》われている。また茶色《ちゃいろ》は種々《しゅじゅ》の色調《しきちょう》に応《おう》じて実《じつ》に無数《むすう》の名《な》で呼《よ》ばれている。江戸時代《えどじだい》に用《もち》いられた名称《めいしょう》を挙《あ》げても、まず色《いろ》そのものの抽象的性質《ちゅうしょうてきせいしつ》によって名付《なづ》けたものには、白茶《しらちゃ》、御納戸茶《おなんどちゃ》、黄柄《きがら》茶《ちゃ》、燻茶《ふすべちゃ》、焦茶《こげちゃ》、媚茶《こびちゃ》、千歳茶《ちとせちゃ》などがあり、色《いろ》をもつ対象《たいしょう》の側《がわ》から名付《なづ》けたものには、鶯茶《うぐいすちゃ》、

あらすじ
「いき」の内包的構造、外延的構造、自然的表現など6章で構成。欧州留学で学んだ現象学の手法を用い、日本特有の「粋」という美意識を徹底的に分析。多くの日本人が漫然と了解しながら言葉で説明できない事柄を構造的に解説している。

語彙

抽象的《ちゅうしょうてき》

具体性を欠いてはっきりしない様。「ーな問題」

鶸茶《ひわちゃ》、鳶色《とびいろ》、煤竹色《すすだけいろ》、銀煤竹《ぎんすすだけ》、栗色《くりいろ》、栗梅《くりうめ》、栗《くり》皮茶《かわちゃ》、丁子茶《ちょうじちゃ》、素海松茶《すみるちゃ》、藍海松茶《あいみるちゃ》、かわらけ茶《ちゃ》などがあり、また一定《いってい》の色合《いろあい》を嗜好《しこう》する俳優《はいゆう》の名《な》から来《き》たものには、芝翫茶《しかんちゃ》、璃寛茶《りかんちゃ》、市紅《しこう》茶《ちゃ》、路考茶《ろこうちゃ》、梅幸茶《ばいこうちゃ》などがあった。しからば茶《ちゃ》色《いろ》とはいかなる色《いろ》であるかというに、赤《あか》から橙《だいだい》を経《へ》て黄《き》に至《いた》る派手《はで》やかな色調《しきちょう》が、黒味《くろみ》を帯《お》びて飽和《ほうわ》の度《ど》の減《げん》じたものである。すなわち光度《こうど》の減少《げんしょう》の結果《けっか》生《しょう》じた色《いろ》である。

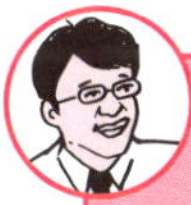

齋藤先生のここがポイント！

これでもかというくらい続く「茶」の連続。昔の日本人はこんなにも色を粋に使い分けて楽しんだことがわかります。早口言葉のように楽しんで読みつつ、それぞれがどんな色なのかを調べてみても楽しいでしょう。

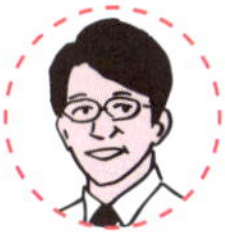

九鬼は「茶」という色について、赤でも黄でも黒でもないその中間の色で、それゆえ垢抜けていて色気があると持論を述べています。

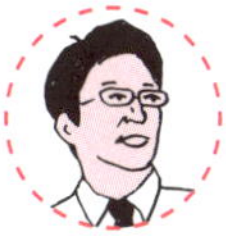

機会があればこの前後もとおして読んで、「日本人の粋」について考えてみてください。

歌行燈《うたあんどん》

泉鏡花《いずみきょうか》

宮重大根《みやしげだいこん》のふとしく立《た》てし宮柱《みやばしら》は、ふろふきの熱田《あつた》の神《かみ》のみそなわす、七里《しちり》のわたし浪《なみ》ゆたかにして、来往《らいおう》の渡船難《とせんなん》なく桑名《くわな》につきたる悦《よろこ》びのあまり……

と口誦《くちずさ》むように独言《ひとりごと》の、膝栗毛《ひざくりげ》五編《ごへん》の上《じょう》の読《よみ》初《はじ》め、霜月十日《しもつきとおか》あまりの初夜《しょや》。中空《なかぞら》は冴切《さえき》って、星《ほし》が水垢離取《みずごりと》りそうな月明《つきあかり》に、踏切《ふみきり》の桟橋《さんばし》を渡《わた》る影高《かげたか》く、灯《ともしび》ちらちらと目《め》の下《した》に、遠近《おちこち》の樹立《こだち》の骨《ほね》ばかりなのを視《なが》めながら、桑名《くわな》の停車場《ステエション》へ下《お》りた旅客《りょかく》がある。

あらすじ

病を抱えながら放浪の旅をしていた喜多八と連れの捻平の2人組。立ち寄った座敷に呼んだ芸妓のお三重が、三味を弾くどころかお酌も満足にできないことを詫る。実はお三重は、喜多八が死に追い込んだかつての能の師匠の娘であった。

著者プロフィール

金沢市出身。17歳のとき、尾崎紅葉の『二人比丘尼色懺悔』に衝撃を受け、上京して弟子入り。2年後、『冠弥左衛門』を京都日出新聞に発表。ほかにも『夜行巡査』『婦系図』『歌行燈』などの小説を残す。昭和48年、金沢市は生誕100年を記念して泉鏡花文学賞を創設している。

月《つき》の影《かげ》には相応《ふさわ》しい、真黒《まっくろ》な外套《がいとう》の、痩《や》せた身体《からだ》に些《ち》と広過《ひろす》ぎるを緩《ゆる》く着《き》て、焦茶色《こげちゃいろ》の中折《なかおれ》帽《ぼう》、真《ま》新《あたら》しいはさて可《い》いが、馴《な》れない天窓《あたま》に山《やま》を立《た》てて、鍔《つば》をしっくりと耳《みみ》へ被《かぶ》さるばかり深《ふか》く嵌《は》めた、あまつさえ、風《かぜ》に取《と》られまいための留紐《とめひも》を、ぶらりと皺《しな》びた頬《ほお》へ下《さ》げた工合《ぐあい》が、時《とき》世《よ》なれば、道中《どうちゅう》、笠《かさ》も載《の》せられず、と断念《あきら》めた風《ふう》に見《み》える。年配《ねんぱい》六十《ろくじゅう》二《に》、三《さん》の、気《き》ばかり若《わか》い弥次郎兵衛《やじろべえ》。

語彙

宮重大根《みやしげだいこん》
愛知県の旧春日村宮重（現在の清須市）の名産とされた大根の品種。

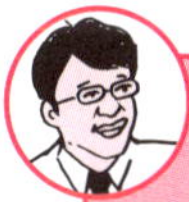

齋藤先生のここがポイント！

泉鏡花の作品は幻想的で荘厳なものが多く、これを好んだ坂東玉三郎により歌舞伎の演目にも多用されています。時代背景も今とは違いますし、音読するうちにアナザーワールドへいざなわれたような心持ちになります。

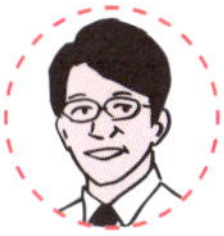

当時もキラーコンテンツだった『東海道中膝栗毛』に係った物語、というのをまず踏まえて音読してください。

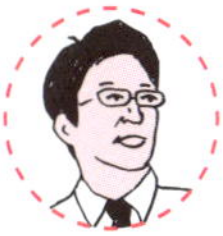

文章が「。」で細かく途切れずに、言葉遊びが幾重にも小気味よく連なっているのがこの作品の最大の魅力です。

山月記《さんげつき》

中島敦《なかじまあつし》

人生《じんせい》は何事《なにごと》をも為《な》さぬには余《あま》りに長《なが》いが、何《なに》事《ごと》かを為《な》すには余《あま》りに短《みじか》いなどと口先《くちさき》ばかりの警句《けいく》を弄《ろう》しながら、事実《じじつ》は、才能《さいのう》の不足《ふそく》を暴露《ばくろ》するかも知《し》れないとの卑怯《ひきょう》な危惧《きぐ》と、刻苦《こっく》を厭《いと》う怠惰《たいだ》とが己《おれ》の凡《すべ》てだったのだ。己《おれ》よりも遥《はる》かに乏《とぼ》しい才能《さいのう》でありながら、それを専一《せんいつ》に磨《みが》いたために、堂々《どうどう》たる詩家《しか》となった者《もの》が幾《いく》らでもいるのだ。虎《とら》と成《な》り果《は》てた今《いま》、己《おれ》はようやくそれに気《き》が付《つ》いた。それを思《おも》うと、己《おれ》は今《いま》も胸《むね》を灼《や》かれるような悔《くい》を感《かん》じる。己《おれ》にはもはや人間《にんげん》

著者プロフィール

高校時代から喘息に苦しみつつも小説を書きはじめ、横浜高等女学校の教員時代に特に多くの作品を発表。昭和9年、中央公論の臨時増刊号に応募した『虎狩』が佳作に選出される。昭和17年の『光と風と夢』は芥川賞候補に。同年、気管支喘息悪化のため33歳の若さでこの世を去る。

あらすじ

唐の時代、地方見回りの旅をしていた官僚の袁傪（えんさん）は、道中で虎に襲われかけるが、なぜか虎は袁傪を見るや涙を流しはじめる。実はその虎、かつて優秀な同僚だった李徴（りちょう）で、わけがあって虎の姿に変わってしまっていたのだった。

語彙

空谷《くうこく》
人気のない寂しげな谷間。「—に逃げ込む」「—の跫音」

としての生活《せいかつ》は出来《でき》ない。たとえ、今《いま》、己《おれ》が頭《あたま》の中《なか》で、どんな優《すぐ》れた詩《し》を作《つく》ったにしたところで、どういう手段《しゅだん》で発表《はっぴょう》できよう。まして、己《おれ》の頭《あたま》は日《ひ》ごとに虎《とら》に近《ちか》づいて行《い》く。どうすればいいのだ。己《おれ》の空費《くうひ》された過去《かこ》は？　己《おれ》は堪《たま》らなくなる。そういう時《とき》、己《おれ》は、向《むこ》うの山《やま》の頂《いただき》の巌《いわ》に上《のぼ》り、空谷《くうこく》に向《むか》って吼《ほ》える。この胸《むね》を灼《や》く悲《かな》しみを誰《だれ》かに訴《うった》えたいのだ。己《おれ》は昨夕《さくゆう》も、彼処《あそこ》で月《つき》に向《むか》って咆《ほ》えた。

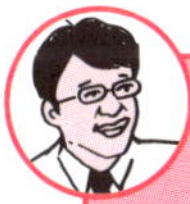

齋藤先生のここがポイント！

高校の教科書にも採用されるなど、世代を超えて魅力が共有されている名作の一つです。心のあり方を誤ったために虎になってしまうという展開がドラマチックですし、中島敦ならではの漢語を生かした見事な文体です。

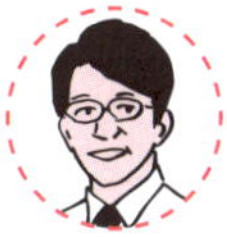

臆病な自尊心と向き合ったら虎になってしまうという豪快な構成。「己」（おれ）の連呼も音読の楽しみの一つです。

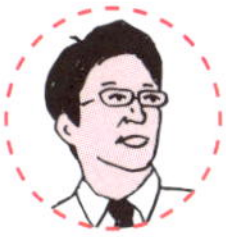

この部分だけでなく、機会があればぜひ全文を音読で読破して頂きたい作品の一つです。

檸檬《れもん》

梶井基次郎《かじいもとじろう》

著者プロフィール
東京帝国大学英文科に在学中、有志らと同人誌「青空」を刊行し、創刊号で小説『檸檬』を発表。その後も同誌で『城のある町にて』『泥濘（でいねい）』『路上』など次々と発表した。徐々に文壇で認められはじめたが、かねてから病んでいた肺結核が悪化。31歳で死去する。

「あ、そうだそうだ」その時私《ときわたし》は袂《たもと》の中《なか》の檸檬《れもん》を憶《おも》い出《だ》した。本《ほん》の色彩《しきさい》をゴチャゴチャに積《つ》みあげて、一度《いちど》この檸檬《れもん》で試《ため》して見《み》たら。「そうだ」

私《わたし》にまた先程《さきほど》の軽《かろ》やかな昂奮《こうふん》が帰《かえ》って来《き》た。私《わたし》は手当《てあた》り次第《しだい》に積《つ》みあげ、また慌《あわただ》しく潰《つぶ》し、また慌《あわただ》しく築《きず》きあげた。新《あたら》しく引《ひ》き抜《ぬ》いてつけ加《くわ》えたり、取去《とりさ》ったりした。奇怪《きかい》な幻想的《げんそうてき》な城《しろ》が、その度《たび》に赤《あか》くなったり青《あお》くなったりした。

やっとそれは出来上《できあが》った。そして軽《かる》く跳《おど》りあがる心《こころ》を制《せい》しながら、その城壁《じょうへき》の頂《いただ》きに恐《おそ》る恐《おそ》る檸《れ》檬《もん》を据《す》えつけた。そしてそれは上出来《じょうでき》だった。

あらすじ
主人公の男子学生は持病の肺尖カタルや精神疾患、借金取りから追われる日常に心が押しつぶされそうになっている。ある日、果物屋でレモンを一つ買った主人公は、ふと立ち寄った書店でそのレモンを画集の上に乗せてみることを思いつく。

見《み》わたすと、その檸檬《れもん》の色彩《しきさい》はガチャガチャした色《いろ》の諧調《かいちょう》をひっそりと紡錘形《ぼうすいけい》の身体《からだ》の中《なか》へ吸収《きゅうしゅう》してしまって、カーンと冴《さ》えかえっていた。私《わたし》は埃《ほこり》っぽい丸善《まるぜん》の中《なか》の空気《くうき》が、その檸檬《れもん》の周囲《しゅうい》だけ変《へん》に緊張《きんちょう》しているような気《き》がした。私《わたし》はしばらくそれを眺《なが》めていた。

不意《ふい》に第二《だいに》のアイディアが起《おこ》った。その奇妙《きみょう》なたくらみは寧《むし》ろ私《わたし》をぎょっとさせた。

――それをそのままにしておいて私《わたし》は、何喰《なにく》わぬ顔《かお》をして外《そと》へ出《で》る。――

語彙

紡錘形《ぼうすいけい》

糸を紡ぐ道具の紡錘に似た形。円柱形状でまん中部分が太い形。

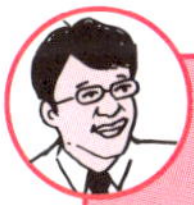

齋藤先生のここがポイント!

レモンには不思議な存在感があります。疲弊する現代人が手に取ると、色や香りが生む清々しい空気が一瞬で意識を回復させてくれます。自然の持つ力と、人も自然の一部であることなどを思い起こさせてくれます。

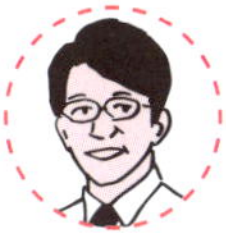

人類が積み上げた知の象徴である書籍の上に自然物のレモンが乗った瞬間、まるで王者のようになってしまうという発想は秀逸です。

五重塔《ごじゅうのとう》

幸田露伴《こうだろはん》

どうせ馬鹿《ばか》なのっそり十兵衛《じゅうべえ》は死《し》んでもよいのでござりまする、腰抜鋸《こしぬけのこ》のように生《いき》て居《い》たくもないのですわ、其《それ》夜からというものは真実《ほんと》、真実《ほんと》でござりまする上人様《しょうにんさま》、晴《は》れて居《い》る空《そら》を見《み》ても灯光《あかり》の達《とど》かぬ室《へや》の隅《すみ》の暗《くら》いところを見《み》ても、白木造《しらきづく》りの五重《ごじゅう》の塔《とう》がぬっと突《つっ》立《た》って私《わたくし》を見下《みおろ》して居《お》りまするわ、とう〳〵《とう》自分《じぶん》が造《つく》りたい気《き》になって、到底及《とてもおよ》ばぬとは知《し》りながら毎日仕事《まいにちしごと》を終《おわ》ると直《すぐ》に夜《よる》を籠《こ》めて五十分一《ごじゅうぶんのいち》の雛形《ひながた》をつくり、昨夜《ゆうべ》で丁度《ちょうど》仕上《しあ》げ

あらすじ

腕は確かだが世渡り下手で、愚鈍な性格から世間で「のっそり」などと呼ばれて甘く見られている大工の十兵衛。ある日、五重塔が新しく建立される計画を耳にし、一世一代の仕事に棟梁として取りかかりたいという熱望にかられる。

著者プロフィール

本名、成行（しげゆき）。慶応3年生まれで父は幕臣の幸田利三。尾崎紅葉とは東京府第一中学（今の都立日比谷高校）時代の同級生。明治22年に『露団々』『風流佛』を、同25年に『五重塔』を発表して文壇での地位を確立する。晩年は文化勲章を受章。帝国芸術院会員も務めた。

語彙

慈悲《じひ》
憐れみや同情、情け。仏が世の衆生をいつくしむ気持ち。「ーの心」

ました、見《み》に来《き》て下《くだ》され御上人様《おしょうにんさま》、頼《たの》まれもせぬ仕事《しごと》は出来《でき》て仕《し》たい仕事《しごと》は出来《でき》ない口惜《くや》しさ、えゝ《え》不運《ふうん》ほど情無《なさけな》いものはないと私《わし》が歎《なげ》けば御上人様《おしょうにんさま》、なまじ出来《でき》ずば不運《ふうん》も知《し》るまいと女房《かか》めが其《それ》雛形をば揺《ゆ》り動《うご》かしての述《じゅっ》懐《かい》、無理《むり》とは聞《きこ》えぬだけに余計《よけい》泣《な》きました、御上人様《おしょうにんさま》御慈悲《おじひ》に今度《こんど》の五重塔《ごじゅうのとう》は私《わたくし》に建《た》てさせて下《くだ》され、拝《おが》みます、こゝ《こ》此通《このとお》り、と両手《りょうて》を合《あわ》せて頭《かしら》を畳《たたみ》に、涙《なみだ》は塵《ちり》を浮《うか》べたり。

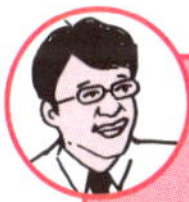

齋藤先生のここがポイント!

漢文の素養を備えていた幸田露伴の文章は、漢熟語に、格調が高い江戸の大和言葉のふりがなを自由自在に付けている形が特徴的で、読むと非常に心地よくなります。音読に最適な作品の一つといえるでしょう。

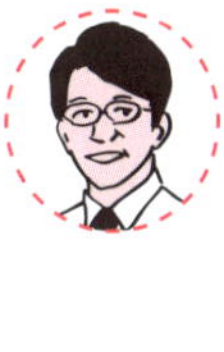

幸田露伴は漱石と同じ年で、両者とも文章力は卓越していますが、表現方法は大きく異なることがわかります。

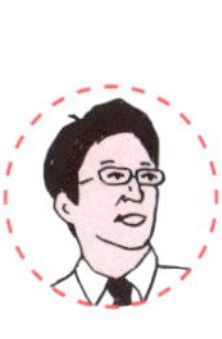

主人公のように誇りを持ち妥協を許さない職人がいたから今の日本があるということを再認識させられます。

蒲団《ふとん》

田山花袋《たやまかたい》

著者プロフィール

代々秋山藩士だった田山家の次男として生まれる。本名は録弥（ろくや）。兄は『大日本地震史料』などを編纂した田山實。明治24年に尾崎紅葉へ弟子入り。日露戦争では従軍記者を務める。終戦後、明治40年に『蒲団』を発表。ほかにも『生』『妻』『田舎教師』『縁』などを世に残した。

小石川《こいしかわ》の切支丹坂《きりしたんざか》から極楽水《ごくらくすい》に出《で》る道《みち》のだらだら坂《ざか》を下《お》りようとして渠《かれ》は考《かんが》えた。「これで自分《じぶん》と彼女《かのじょ》との関係《かんけい》は一段落《いちだんらく》を告《つ》げた。三十六《さんじゅうろく》にもなって、子供《こども》も三人《さんにん》あって、あんなことを考《かんが》えたかと思《おも》うと、馬鹿馬鹿《ばかばか》しくなる。けれど……けれど……本当《ほんとう》にこれが事実《じじつ》だろうか。あれだけの愛情《あいじょう》を自身《じしん》に注《そそ》いだのは単《たん》に愛情《あいじょう》としてのみで、恋《こい》ではなかったろうか。」

数多《かずおお》い感情《かんじょう》ずくめの手紙《てがみ》——二人《ふたり》の関係《かんけい》はどうしても尋常《よのつね》ではなかった。妻《つま》があり、子《こ》があ

あらすじ

妻と3人の子と東京で暮らす作家、竹中のもとへ、岡山県から19歳の女学生、芳子が弟子入りを求めて現れる。竹中はこれを許可し、芳子を東京に招く。やがて芳子に恋愛感情を抱くようになるが、奔放な芳子は田中という若者と恋仲になる。

り、世間《せけん》があり、師弟《してい》の関係《かんけい》があればこそ敢《あえ》て烈《はげ》しい恋《こい》に落《お》ちなかったが、語《かた》り合《あ》う胸《むね》の轟《とどろき》、相見《あいみ》る眼《まなこ》の光《ひかり》、その底《そこ》には確《たし》かに凄《すさま》じい暴風《あらし》が潜《ひそ》んでいたのである。機会《きかい》に遭遇《でっくわ》しさえすれば、その底《そこ》の底《そこ》の暴風《あらし》は忽《たちま》ち勢《いきおい》を得《え》て、妻子《つまこ》も世間《せけん》も道徳《どうとく》も師弟《してい》の関係《かんけい》も一挙《いっきょ》にして破《やぶ》れてしまうであろうと思《おも》われた。少《すく》なくとも男《おとこ》はそう信《しん》じていた。それであるのに、二《に》、三日来《さんにちらい》のこの出来《でき》事《ごと》、これから考《かんが》えると、女《おんな》は確《たし》かにその感情《かんじょう》を偽《いつわ》り売《う》ったのだ。

語彙

尋常《じんじょう》（よのつね）
異常性がなく普通なこと。特別でない様。「状態が―ではない」

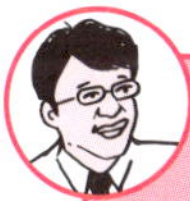

齋藤先生のここがポイント！

日常で用いる話し言葉に近い文章で綴る「自然主義文学」の代表作の一つで、当時としては新しい表現方法でした。男女の複雑な感情のもつれを露悪的なまでに描ききった、その心情描写が見事というほかありません。

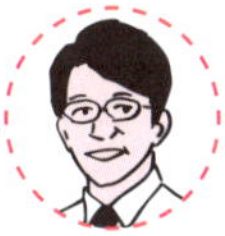

「暴風」を「あらし」、「遭遇し」を「でっくわし」と読ませるなど、言葉の時代差も感じながら読んでみてください。

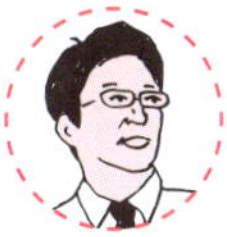

物語の内容やあからさまな性描写などに対して当時は賛否両論が巻き起こるなど、大きな反響を呼びました。

死者《ししゃ》の書《しょ》

折口信夫《おりくちしのぶ》

おれは活《い》きた。
闇《くら》い空間《くうかん》は明《あか》りのやう《よ》なものを漂《ただよわ》してゐ《い》た。併《しか》し其《それ》は、蒼黒《あおぐろ》い靄《もや》の如《ごと》く、たなびくものであった。巌《いわ》ばかりであった。壁《かべ》も、牀《とこ》も、梁《はり》も、巌《いわ》であった。自身《じしん》のからだすらが、既《すで》に、巌《いわ》になって居《い》たのだ。屋根《やね》が壁《かべ》であった。壁《かべ》が牀《とこ》であった。巌《いわ》ばかり——。触《さわ》っても触《さわ》っても、巌《いわ》ばかりである。手《て》を伸《のば》すと、更《さら》に堅《かた》い巌《いわ》が、掌《てのひら》に触《ふ》れた。脚《あし》をひろげると、もっ

著者プロフィール

國學院大學時代に同人「アララギ」に参加するも、後に立場を変えて反アララギ派の雑誌「日光」を北原白秋らと創刊。大正14年に処女歌集『海やまのあひだ』を出版。柳田國男に師事して民俗学も学ぶ。歌集を多く残したが、小説では昭和14年の『死者の書』が代表作として知られる。

あらすじ

折口の詩人や歌人としての号・釈迢空(しゃくちょうくう)の名で書かれた小説。天武天皇の子である大津皇子は、謀反を疑われて処刑される。それから約百年後、墳墓の中で目覚めた大津皇子の霊は、真っ暗な周囲を見回しながら自分が何者かを思い出しはじめる。

と広《ひろ》い磐石《ばんじゃく》の面《おもて》が、感《かん》じられた。纔《わず》かにさす薄光《うすびか》りも、黒《くろ》い巌石《がんせき》が皆《みな》吸《す》ひ《い》とったや《よ》うに、岩窟《いわむろ》の中《なか》に見《み》えるものはなかった。唯《ただ》けはひ《い》――彼《か》の人《ひと》の探《さぐ》り歩《ある》くらしい空気《くうき》の微動《びどう》があった。
思《おも》ひ《い》出《だ》したぞ。おれが誰《だれ》だったか、――訣《わか》ったぞ。おれだ。此《この》おれだ。大津《おおつ》の宮《みや》に仕《つか》へ《え》、飛鳥《あすか》の宮《みや》に呼《よ》び戻《もど》されたおれ。滋賀津彦《しがつひこ》。其《それ》が、おれだったのだ。

語彙

磐石《ばんじゃく》
盤石とも。大きな岩。頑丈な巌。堅固で安定している様。「―の体制」

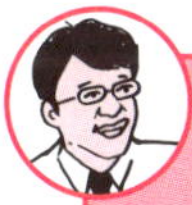

齋藤先生のここがポイント!

「幻想文学」と呼ばれるジャンルの作品で、主人公が死後の世界で自分が何者かを思い出すこのシーンは特に強烈です。真っ暗な視界、岩を触る手の感触、そのときの恐怖心などをイメージして読んでみてください。

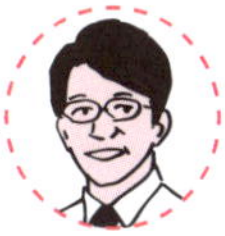

死者の気持ちになって読むというのはなかなか難しいことですが、そうした白日夢のような妄想こそが音読の醍醐味ともいえます。

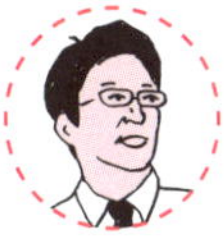

古代研究の第一人者でもあった折口信夫。この作品にも「古代」のエッセンスが散りばめられています。

春琴抄《しゅんきんしょう》

谷崎潤一郎《たにざきじゅんいちろう》

春琴《しゅんきん》の顔《かお》のありかと思《おも》われる仄白《ほのじろ》い円光《えんこう》の射《さ》して来る方《ほう》へ盲《し》いた眼《め》を向《む》けるとよくも決心《けっしん》してくれました嬉《うれ》しゅう思《おも》うぞえ、私《わたし》は誰《だれ》の恨《うら》みを受《う》けてこのような目《め》に遭《お》うたのか知《し》れぬがほんとうの心《こころ》を打《う》ち明《あ》けるなら今《いま》の姿《すがた》を外《ほか》の人《ひと》には見《み》られてもお前《まえ》にだけは見《み》られとうないそれをようこそ察《さっ》してくれました。あ、あり難《がと》うござり升《ます》そのお言葉《ことば》を伺《うかが》いました嬉《うれ》しさは両眼《りょうめ》を失《うしの》うたぐらいには換《か》えられませぬお師匠様《ししょうさま》や私《わたし》を悲嘆《ひたん》に暮《く》れさせ不仕合《ふしあ》わせな目《め》に遭《あ》わせよう

あらすじ

9歳で失明し、三味線の修業に励む春琴と、彼女を献身的に支える丁稚の佐助。やがて春琴が身籠っていることが発覚するが、2人は頑なに関係を否定。産まれた子は里子へと出される。ある日、春琴は顔に大きな火傷を負ってしまう。

著者プロフィール

東京帝国大在学中に有志と文芸誌「新思潮」を創刊。戯曲『誕生』や『象』、小説『刺青』などを発表し、永井荷風がこれを絶賛。文壇での地位を確立する。大の地震嫌いで知られ、関東大震災後は関西へ移住。代表作『春琴抄』などを発表する。『源氏物語』の現代語訳にも携わった。

語彙

悪企《わるだく》み

悪意のあるはかりごと。陰謀。謀略。「―が発覚する」

とした奴《やつ》はどこの何者《なにもの》か存《ぞん》じませぬがお師匠様《ししょうさま》のお顔《かお》を変《か》えて私《わたし》を困《こま》らしてやると云《い》うなら私《わたし》はそれを見《み》ないばかりでござり升《ます》私《わたし》さえ目《め》しいになりましたらお師匠様《ししょうさま》の御災難《ごさいなん》は無《な》かったのも同然《どうぜん》、折角《せっかく》の悪企《わるだく》みも水《みず》の泡《あわ》になり定《さだ》めし其《そ》奴《やつ》は案《あん》に相違《そうい》していることでござりましょうほんに私《わたくし》は不仕合《ふしあ》わせどころかこの上《うえ》もなく仕合《しあ》わせでござり升《ます》卑怯《ひきょう》な奴《やつ》の裏《うら》を掻《か》き鼻《はな》をあかしてやったかと思《おも》えば胸《むね》がすくようでござり升《ます》。

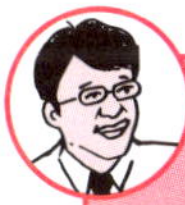

齋藤先生のここがポイント!

谷崎潤一郎は非常に格調が高い文章を書きました。一文が長く、会話もかぎかっこでくくられずに地の文に溶け込んでいます。谷崎の作品をきれいに音読できるかどうかでその人の日本語能力が判定できてしまいます。

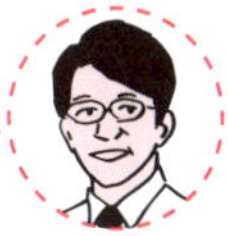

「眼を向けると」の後の「よくも決心してくれました」から会話文がはじまるのがおわかりになるでしょうか。

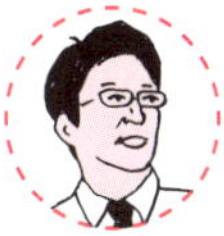

同じように「あ、あり難うござり升そのお言葉を…」以降が佐助の会話文になります。

陰翳礼讃《いんえいらいさん》

谷崎潤一郎《たにざきじゅんいちろう》

私《わたし》は、吸《す》い物椀《ものわん》を前《まえ》にして、椀《わん》が微《かす》かに耳《みみ》の奥《おく》へ沁《し》むようにジイと鳴《な》っている、あの遠《とお》い虫《むし》の音《ね》のようなおとを聴《き》きつゝ《つ》これから食《た》べる物《もの》の味《あじ》わいに思《おも》いをひそめる時《とき》、いつも自分《じぶん》が三《ざん》昧境《まいきょう》に惹《ひ》き入《い》れられるのを覚《おぼ》える。茶人《ちゃじん》が湯《ゆ》のたぎるおとに尾上《おのえ》の松風《まつかぜ》を連想《れんそう》しながら無我《むが》の境《きょう》に入《はい》ると云《い》うのも、恐《おそ》らくそれに似《に》た心持《こころもち》なのであろう。日本《にほん》の料理《りょうり》は食《く》うものでなくて見《み》るものだと云《い》われるが、こう云《い》う場合《ばあい》、私《わたし》は見《み》るものである以上《いじょう》に瞑想《めいそう》するものであると

著者プロフィール

東京帝国大在学中に有志と文芸誌「新思潮」を創刊。戯曲『誕生』や『象』、小説『刺青』などを発表し、永井荷風がこれを絶賛。文壇での地位を確立する。大の地震嫌いで知られ、関東大震災後は関西へ移住。代表作『春琴抄』などを発表する。『源氏物語』の現代語訳にも携わった。

あらすじ

日本人特有の芸術感性を建築や食、衣装の模様や色彩など、テーマ別に論じた随筆集。合理的に隅々まで部屋を明るくしたがる西洋的な考えに対し、陰翳（陰影）を受け入れ、それこそを利用して芸術を作り上げてきたのが日本の美意識だと谷崎は述べている。

云《い》おう。そうしてそれは、闇《やみ》にまたゝ《た》く蠟燭《ろうそく》の灯《ひ》と漆《うるし》の器《うつわ》とが合奏《がっそう》する無言《むごん》の音楽《おんがく》の作用《さよう》なのである。かつて漱石先生《そうせきせんせい》は「草枕《くさまくら》」の中《なか》で羊羹《ようかん》の色《いろ》を讃美《さんび》しておられたことがあったが、そう云《い》えばあの色《いろ》などはやはり瞑想的《めいそうてき》ではないか。玉《ぎょく》のように半透明《はんとうめい》に曇《くも》った肌《はだ》が、奥《おく》の方《ほう》まで日《ひ》の光《ひか》りを吸《す》い取《と》って夢《ゆめ》みる如《ごと》きほの明《あか》るさを啣《ふく》んでいる感《かん》じ、あの色《いろ》あいの深《ふか》さ、複雑《ふくざつ》さは、西洋《せいよう》の菓子《かし》には絶対《ぜったい》に見《み》られない。

語彙

無我《むが》
無心。わがままな私心がないこと。「—の境地に達する」

齋藤先生のここがポイント!

蛍光灯で部屋中が明るいのが当然の今とは違い、昔の家屋は今よりずっと暗かったわけですが、繊細な日本人はその陰にも意味を見出し称えました。日本人の美意識を知る手がかりとして海外からも注目された書です。

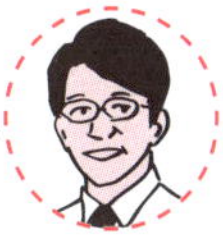

「日本の料理は食うものでなく瞑想するもの」という独創的な発想は、美食家で知られた谷崎ならではといえます。

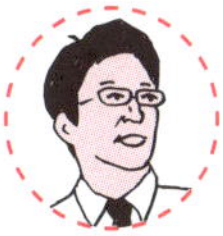

羊羹の色あいの深さをしみじみと表現している部分など、流麗な文章で音読していて心地よくなります。

第4章
古文・短歌・詩の名作

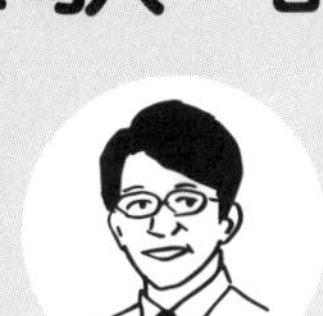

源氏物語《げんじものがたり》

著者プロフィール

平安時代の作家で歌人。父は中流貴族で歌人の藤原為時。本名や生没年などは不明だが、幼少より頭脳明晰だったとの記録が残る。夫と死別した後『源氏物語』の執筆に着手。一条天皇の皇后、彰子に仕える形で後宮入り。その後、藤原道長の支援などで源氏物語を完成させたとされている。

紫式部《むらさきしきぶ》

いづれの御時《おおんとき》にか、女御《にょうご》・更衣《こうい》あまたさぶらひ給《たま》ひ《い》ける中《なか》に、いとやんごとなき際《きわ》にはあらぬが、すぐれてときめき給《たま》ふ《う》有《あ》りけり。はじめより、我《われ》は、と思《おも》ひ《い》上《あ》がりたまへ《え》る御方《おおんかた》々《がた》、めざましき物《もの》におとしめそねみ給《たま》ふ《う》。同《おな》じ程《ほど》、それよりげら《ろ》ふ《う》の更《こう》衣《い》たちはましてやすからず。朝夕《あさゆう》の宮仕《みやづか》へ《え》につけても人《ひと》の心《こころ》をのみ動《うご》かし、うらみを負《お》ふ《う》積《つも》りにやありけむ《ん》、いとあづしくなりゆき、物心《ものごころ》ぼそげに里《さと》がちなるを、いよ〳〵《いよ》飽《あ》かずあは《わ》れなる物《もの》に思《おも》ほ《お》して、

あらすじ

54帖からなる超長編古典小説。帝の寵愛を受けた桐壺更衣（きりつぼのこうい）は、皇子を産んだ後に後宮内での人間関係に苦悩し、皇子が3歳のときにこの世を去る。見目麗しく学業にも長けたこの皇子こそ主人公の光源氏であった。

語彙

やんごとなき

並大抵ではないことを意味する古語。高貴の身分であること。「ー者にして」

人《ひと》の譏《そし》りをもえ憚《はばか》らせ給《たま》は《わ》ず、世《よ》のためしにも成《な》りぬべき御《おおん》もてなしなり。

上達部《かんだちめ》、上人《うえびと》などもあいなく目《め》を側《そば》めつゝ《つ》、いとまばゆき人《ひと》の御《おおん》おぼえなり、唐土《もろこし》にもかゝ《か》ることの起《お》こりにこそ世《よ》も乱《みだ》れあしかりけれ、とや《よ》う〳〵《よう》天《てん》の下《した》にもあぢきなう人《ひと》のもてなやみ種《ぐさ》に成《な》りて、楊《よう》貴妃《きひ》のためしも引《ひ》き出《い》でつべくなり行《い》くに、いとはしたなきこと多《おお》かれど、かたじけなき御心《おんこころ》ばへ《え》のたぐひ《い》なきを頼《たの》みにてまじらひ《い》給《たま》ふ《う》。

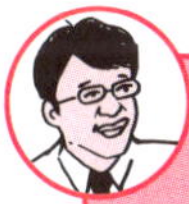

齋藤先生のここがポイント！

紫式部は極めて高品位で豊潤な文章を書きました。源氏物語を読むと、平安時代の宮廷文化がすでに相当なレベルに達していることがわかります。千年という時間をじっくりと味わいながら音読してみてください。

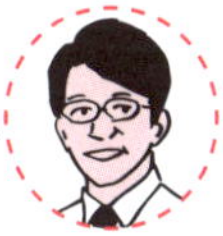

作中には和歌が多く出てきますが、登場人物の心の凝縮でもある和歌を読み解くのも楽しみの一つです。

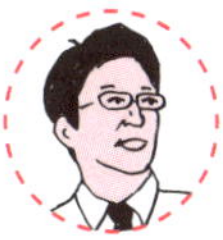

17世紀の『ドン・キホーテ』が現代文学の祖と言われていますが、そのはるか昔にこれほどの作品がわが国から生まれていたのです。

枕草子《まくらのそうし》

清少納言《せいしょうなごん》

著者プロフィール

代々歌人の家系に生まれた平安中期の女流歌人。後宮に入った時期は紫式部とわずか数年ずれており、2人が宮廷で顔を合わせたことはないとも言われている。才気溢れる研ぎ澄まされた頭脳を持つ一方、性格は勝気で自己をよく顕示し、紫式部とは好対照だったとみられている。

春《はる》はあけぼの。やうやう《よ》《よ》しろくなり行《ゆ》く、山《やま》ぎはすこしあかりて、むらさきだちたる雲《くも》のほそくたなびきたる。

夏《なつ》はよる。月《つき》の頃《ころ》はさらなり、やみもなほ《お》、ほたるの多《おお》く飛《と》びちがひ《い》たる。また、ただひとつふたつなど、ほのかにうちひかりて行《ゆ》くもをかし。雨《あめ》など降《ふ》るもをかし。

秋《あき》は夕暮《ゆうぐれ》。夕日《ゆうひ》のさして山《やま》のはいとちかうなりたるに、からすのねどころへ行《ゆ》くとて、みつよつ、ふたつみつなどとびいそぐさへ《え》あはれ《わ》な

あらすじ

清少納言が一条天皇の皇后、定子に仕えていた間に宮廷で見聞きし、感じたことを記した随筆。さまざまなテーマについて同類を次々と列挙していく物尽し（ものづくし）に類するものや、出来事を日記風にまとめたエッセイの部分とが入り混じった構成になっている。

り。まいて雁《かり》などのつらねたるが、いとちひ《い》さくみゆるはいとをかし。日入《い》りはてて、風《かぜ》の音《おと》むしのねなど、はたいふ《う》べきにあらず。

冬《ふゆ》はつとめて。雪《ゆき》の降《ふ》りたるはいふ《う》べきにもあらず、霜《しも》のいとしろきも、またさらでもいと寒《さむ》きに、火《ひ》などいそぎおこして、炭《すみ》もてわたるもいとつきづきし。昼《ひる》になりて、ぬるくゆるびもていけば、火桶《ひおけ》の火《ひ》もしろき灰《はい》がちになりてわろし。

語彙

あはれ

しみじみとした気持ちを意味する古語。ものの悲しさ。寂しさ。「いとーなり」

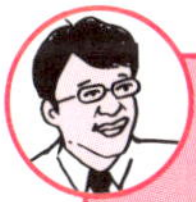

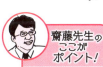

齋藤先生のここがポイント！

清少納言が自分の大好きなものを次々あげていくという「偏愛マップ」ともいうべき作品。奥ゆかしき紫式部が「陰」ならば、清少納言は勝気の「陽」。スパッと言い切る文体も彼女の性格を如実に表しています。

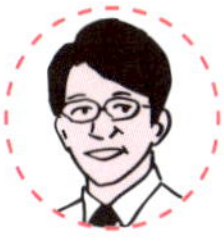

清少納言が現代に生まれても、たちまち文化人のトップランナーになったでしょう。それほど文章力と知識量はずば抜けていました。

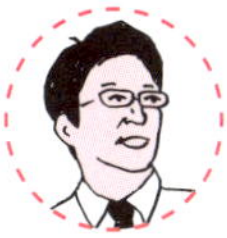

風景がリアルに浮かび上がってくるという点で音読には最適です。ぜひ暗記して繰り返し音読してください。

にごりえ

樋口一葉《ひぐちいちよう》

あの姉《ねえ》さんは鬼《おに》ではないか、父《とう》さんを怠惰者《なまけもの》にした鬼《おに》ではないか、お前《まえ》の衣類《べべ》のなくなったも、お前《まえ》の家《うち》のなくなったも皆《みんな》あの鬼《おに》めがした仕事《しごと》、喰《くら》ひ《い》ついても飽《あ》き足《た》らぬ悪魔《あくま》にお菓子《かし》を貰《もら》って喰《た》べても能《い》いかと聞《き》くだけが情《なさけ》ない、汚《きたな》い穢《むさ》い此様《こん》な菓子《かし》、家《いえ》へ置《お》くのも腹《はら》がたつ、捨《すて》て仕舞《しまい》な、捨《すて》てお仕舞《しまい》、お前《まえ》は惜《お》しくて捨《す》てられないか、馬鹿野郎《ばかやろう》めと罵《ののし》りながら袋《ふくろ》をつかんで裏《うら》の空地《あきち》へ投出《なげいだ》せば、紙《かみ》は破《やぶ》れて転《まろ》び出《で》る菓子《かし》の、竹《たけ》のあら垣打《がきうち》こ

著者プロフィール
本名、夏子。早くから和歌を学ぶが、やがて一葉の名で小説や随筆を書きはじめる。雑誌「武蔵野」に『闇桜』を執筆。以降も『にごりえ』『十三夜』『たけくらべ』などを次々と発表し、森鷗外や幸田露伴らから激賞された。女流作家の第一人者となったが、肺結核のため24歳で死去。

あらすじ
酌婦として働くお力はなじみ客の源七と恋に落ちたが、源七が破産したため2人は別れる。お力への未練を断ち切れない源七は仕事にも身が入らない。そんなとき、子どもがお力から高価な菓子を貰って帰ってきたのをきっかけに、源七は妻と激しく口論する。

語彙

此様《こん》な

「そのような」「このような」を意味する古い表現。「―ことなら」

えて溝《どぶ》の中《なか》にも落込《おちこ》むめり、源七《げんしち》はむくりと起《お》きてお初《はつ》と一声大《ひとこえおお》きくいふ《う》に何《なん》か御用《ごよう》かよ、尻目《しりめ》にかけて振《ふり》むかふ《こう》ともせぬ横顔《よこがお》を睨《にら》んで、能《い》い加減《かげん》に人《ひと》を馬鹿《ばか》にしろ、黙《だま》って居《い》れば能《い》い事《こと》にして悪《あく》口雑言《こうぞうごん》は何《なん》の事《こと》だ、知人《しったひと》なら菓子位子供《かしぐらいこども》にくれるに不思議《ふしぎ》もなく、貰《もろ》ふ《う》たとて何《なに》が悪《わ》るい、馬鹿野《ばかや》郎呼《ろうよば》は《わ》りは太吉《たきち》をかこつけに我《お》れへの当《あて》こすり、子《こ》に向《むか》って父親《てておや》の讒訴《ざんそ》をいふ《う》女房気質《にょうぼうかたぎ》を誰《た》れが教《おし》へ《え》た、

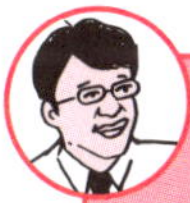

齋藤先生のここがポイント！

お初と源七に渦巻く憎悪や情念、消すことのできない女への未練など、さまざまな感情が爆発する壮絶なシーンです。湧き上がり溢れだす情念を、想像の中の人物に思い切りぶつけるような心情で読んでみてください。

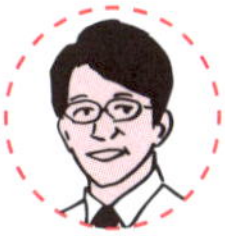

10代から中島歌子の歌塾で和歌を学んだだけあり、樋口一葉の文体はまるで和歌のようです。歌うように音読してみましょう。

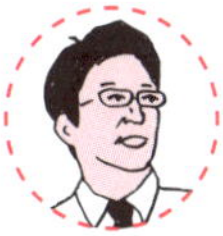

幼いころから極貧生活を送った樋口自身の心象が反映されているともいわれています。

たけくらべ

樋口一葉《ひぐちいちよう》

見《み》るに気《き》の毒《どく》なるは雨《あめ》の中《なか》の傘《かさ》なし、途中《とちゅう》に鼻緒《はなお》を踏《ふ》み切《き》りたるばかりは無《な》し、美登利《みどり》は障子《じ》の中《なか》ながら硝子《がらす》ごしに遠《とお》く眺《なが》めて、あれ誰《だ》れか鼻緒《はなお》を切《き》った人《ひと》がある、母《かあ》さん切《き》れを遣《つか》っても宜《よ》う御座《ござ》んすかと尋《たず》ねて、針箱《はりばこ》の引出《ひきだ》しから友仙《ゆうぜん》ちりめんの切《き》れ端《はし》をつかみ出《だ》し、庭下駄《にわげた》はくも鈍《もど》かしきや《よ》うに、馳《は》せ出《い》でゝ《て》椽先《えんさき》の洋傘《こうもり》さ

著者プロフィール

本名、夏子。早くから和歌を学ぶが、やがて一葉の名で小説や随筆を書きはじめる。雑誌「武蔵野」に『闇桜』を執筆。以降も『にごりえ』『十三夜』『たけくらべ』などを次々と発表し、森鷗外や幸田露伴らから激賞された。女流作家の第一人者となったが、肺結核のため24歳で死去。

あらすじ

吉原で暮らす少年少女たちが繰り広げる物語。売れっ子の遊女を姉に持つ14歳の美登利は、勝気な性格で仲間内ではリーダー格。一方で、僧侶を父に持ち、やがて自分も仏道へ入る15歳の信如は生真面目で内向的。生臭坊主の父を軽蔑してさえいる。

すより早《はや》く、庭石《にわいし》の上《うえ》を伝《つと》ふて急《いそ》ぎ足《あし》に来《き》たりぬ。
それと見《み》るより美登利《みどり》の顔《かお》は赤《あこ》う成《な》りて、何《ど》のやう《よ》の大事《だいじ》にでも逢《あ》ひしやう《よ》に、胸《むね》の動悸《どうき》の早《はや》くうつを、人《ひと》の見《み》るかと背後《うしろ》の見《み》られて、恐《おそ》る〳〵《おそる》門《もん》の傍《そば》へ寄《よ》れば、信如《しんにょ》もふっと振返《ふりかえ》りて、此《こ》れも無言《むごん》に脇《わき》を流《なが》るゝ《る》冷汗《ひやあせ》、跣足《はだし》に成《な》りて逃《に》げ出《だ》したき思《おも》ひなり。

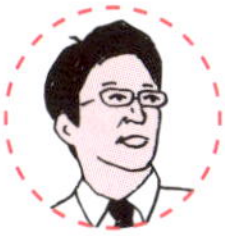

思春期の２人の初々しさがじんわりと伝わってくる印象的な場面。美登利と信如の心情を思い描きながら音読してみましょう。

語彙

鼻緒《はなお》
下駄や草履の緒の、足の指で挟むところ。「――が切れる」

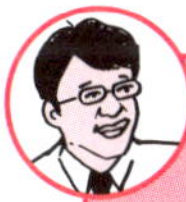

齋藤先生のここがポイント！

日本文学史において天才と呼べる一人で、今後このような文章を書ける人は現れないでしょう。立て板に水のように小気味よく流麗な文体。それでいて味わいもあり、いろいろな朗読会でもよく使われる作品です。

みだれ髪《がみ》

与謝野晶子《よさのあきこ》

やは《わ》肌《はだ》のあつき血汐《ちしお》にふれも見《み》で
さびしからずや道《みち》を説《と》く君《きみ》
病《や》みませるうなじに繊《ほそ》きかひ《い》な捲《ま》きて
熱《ねつ》にかわける御口《みくち》を吸《す》は《わ》む《ん》
春《はる》みじかし何《なん》に不滅《ふめつ》の命《いのち》ぞと
ちからある乳《ち》を手《て》にさぐらせぬ

あらすじ

女性の命懸けの恋心を、熱情に満ちた言葉で綴った晶子の処女歌集。あからさますぎるともいえるセンセーショナルな表現に対し、発刊当時は賛否両論が巻き起こった。昭和10年にはボストンで英語訳が刊行されている。

著者プロフィール

本名、与謝野志やう（しょう）。旧姓鳳（ほう）。歌人の鉄幹と結婚して与謝野姓となる。17歳くらいの頃から雑誌に歌を投稿しはじめ、明治34年の『みだれ髪』でスタイルを確立。大正期には女性が経済的に自立する女権主義を提唱した。

語彙

血汐《ちしお》・血潮《ちしお》

体内の血液が潮のように激しく流れる様を想起させる表現。「燃えたぎる―」

その子《こ》二十《はたち》櫛《くし》にながるる黒髪《くろかみ》の
おごりの春《はる》のうつくしきかな

くろ髪《かみ》の千《ち》すぢの髪《かみ》のみだれ髪《がみ》
かつおもひ《い》みだれおもひ《い》みだるる

人《ひと》の子《こ》の恋《こい》をもとむる唇《くちびる》に
毒《どく》ある蜜《みつ》をわれぬらむ《ん》願《ねが》ひ《い》

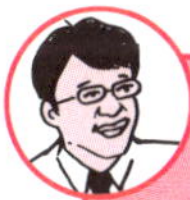

齋藤先生のここがポイント！

女性が大っぴらに恋愛を口にできなかった時代に、晶子は女性の内面世界を赤裸々に綴ってセンセーションを巻き起こしました。晶子の歌を読むことでエネルギーを解放するというくらいの意気込みで読んでください。

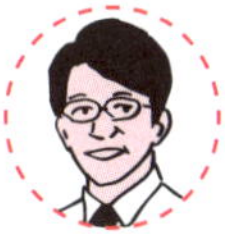

身を焦がすような女性の熱情を言葉にした晶子の出現は、平安時代の和泉式部以来の衝撃と言ってもいい文学的な〝事件〟でした。

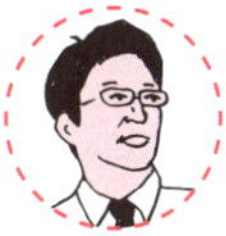

夫の鉄幹は短歌の改革者といわれ、短歌が自己を解放するという信念で時代を生きました。強烈な夫婦です。

悲《かな》しき玩具《がんぐ》

石川啄木《いしかわたくぼく》

呼吸《いき》すれば、
胸《むね》の中《うち》にて鳴《な》る音《おと》あり。
凩《こがらし》よりもさびしきその音《おと》！

眼閉《めと》づれど、
心《こころ》にうかぶ何《なに》もなし。
さびしくも、また、眼《め》をあけるかな。

遊《あそ》びに出《で》て子供《こども》かへ《え》らず、
取《と》り出《だ》して
走《はし》らせて見《み》る玩具《おもちゃ》の機関車《きかんしゃ》。

あらすじ

啄木が結核で死去した明治45年に、交流のあった歌人・土岐善麿の手により発刊された194首の歌と2編のエッセイからなる歌集。生活苦にあえぐ極まった感情が鮮烈な歌い口に乗せて綴られている。形式は1首3行書き。啄木の代表作の一つ。

著者プロフィール

本名は石川一（いしかわはじめ）。父は曹洞宗住職の石川一禎（いってい）。中学時代に与謝野晶子らの短歌に影響を受け、地元紙の岩手日報に「翠江」や「啄木」のペンネームで短歌を投稿。多くの短歌を世に残すも存命中はブレイクせず。肺結核のため26歳という若さで死去。

語彙

凩《こがらし》・木《こ》枯《が》らし

秋の終わりから冬にかけて吹く強く冷たい風。「—が吹く」

新《あたら》しき明日《あす》の来《きた》るを信《しん》ずといふ《う》
自分《じぶん》の言葉《ことば》に
嘘《うそ》はなけれど——

もう嘘《うそ》をいは《わ》じと思《おも》ひ《い》き——
それは今朝《けさ》——
今《いま》また一《ひと》つ嘘《うそ》をいへ《え》るかな。

ひさしぶりに、
ふと声《こえ》を出《だ》して笑《わら》ひ《い》てみぬ——
蠅《はえ》の両手《りょうて》を揉《も》むが可笑《おか》しさに。

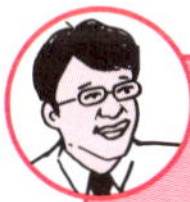

齋藤先生のここがポイント！

啄木の詩の最大の特徴は覚えやすいということ。何度も読んで一言一句を心に染み込ませ、また繰り返して音読してみるのがいいでしょう。無意識に口をついて出てしまうのが啄木作品の特徴であり素晴らしさです。

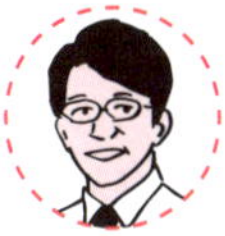

声に出して読むときのリズム性こそが短歌の魅力。本書のテーマにもっとも合致している素材だともいえます。

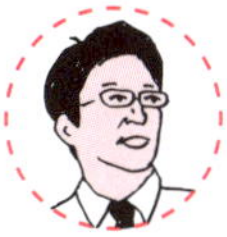

啄木といえば三行に分かち書きをするスタイルが有名です。口からも目からも言葉のリズムを味わってください。

一握《いちあく》の砂《すな》

石川啄木《いしかわたくぼく》

著者プロフィール

本名は石川一（いしかわはじめ）。父は曹洞宗住職の石川一禎（いってい）。中学時代に与謝野晶子らの短歌に影響を受け、地元紙の岩手日報に「翠江」や「啄木」のペンネームで短歌を投稿。多くの短歌を世に残すも存命中はブレイクせず。肺結核のため26歳という若さで死去。

いたく錆《さ》びしピストル出《い》でぬ
砂山《すなやま》の
砂《すな》を指《ゆび》もて掘《ほ》りてありしに

いのちなき砂《すな》のかなしさよ
さらさらと
握《にぎ》れば指《ゆび》のあひだより落《お》つ

たはむれに母《はは》を背《せ》負《おい》ひて
そのあまり軽《かろ》きに泣《な》きて
三歩《さんぽ》あゆまず

あらすじ

啄木が朝日新聞校正係時代の明治43年に出した処女歌集。序文を当時の上司でジャーナリスト、俳人だった渋川玄耳が執筆。日常生活で誰もが感じがちなありふれた感覚を、啄木らしい散文的なスタイルで綴った歌が多く収録されている。

こころよく
我《われ》にはたらく仕事《しごと》あれ
それを仕遂《しと》げて死《し》なむ《ん》と思《おも》ふ《う》

はたらけど
はたらけど猶《なお》わが生活《くらし》楽《らく》にならざり
ぢっと手《て》を見《み》る

ふるさとの訛《なまり》なつかし
停車場《ていしゃば》の人《ひと》ごみの中《なか》に
そを聴《き》きにゆく

語彙

停車場《ていしゃば》

鉄道で列車が停車できる施設。「駅」の古い言い方。

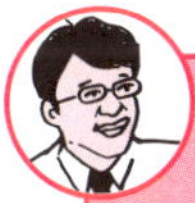

齋藤先生のここがポイント！

啄木はお金にだらしない面もあり、甲斐性なしだった半面、母性本能をくすぐる不思議な魅力がありました。「ぢっと手を見る」の詩にも心なしかそれが表れています。人間の弱さも含めて詩を味わってみてください。

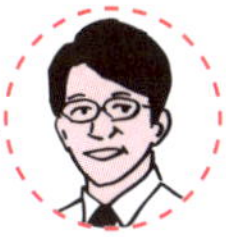

啄木の詩の中には、真剣に考えずに作ったかのように見えるものもあるのですが、読んでいるうちに世界観に引きずり込まれてしまうのです。

智恵子抄《ちえこしょう》

高村光太郎《たかむらこうたろう》

著者プロフィール
本名は「こうたろう」ではなく「みつたろう」。彫刻家の高村光雲の長男として東京に生まれ、その後も彫刻家や画家として精力的に活動するも、『智恵子抄』『道程』などの詩集があまりに有名なことから、一般的に文学史では詩人として位置づけられている。

あどけない話《はなし》

智恵子《ちえこ》は東京《とうきょう》に空《そら》が無《な》いといふ《う》、
ほんとの空《そら》が見《み》たいといふ《う》。
私《わたし》は驚《おどろ》いて空《そら》を見《み》る。
桜若葉《さくらわかば》の間《あいだ》に在《あ》るのは、
切《き》っても切《き》れない
むかしなじみのきれいな空《そら》だ。

あらすじ
心を病み、肺結核により52歳で死去した妻の智恵子への深い想いが、29篇の詩と6首の短歌、3篇の散文で綴られている。光太郎をこよなく愛し、芸術家としても心から尊敬した智恵子。自身も油絵を専門にしていたが、才能の限界を悟り、その道を断念する。

どんよりけむる地平《ちへい》のぼかしは
うすもも色《いろ》の朝《あさ》のしめりだ。
智恵子《ちえこ》は遠《とお》くを見《み》ながら言《い》ふ《う》。
阿多多羅山《あたたらやま》の山《やま》の上《うえ》に
毎日《まいにち》出《で》てゐ《い》る青《あお》い空《そら》が
智恵子《ちえこ》のほんとの空《そら》だといふ《う》。
あどけない空《そら》の話《はなし》である。

語彙

あどけない

無邪気でかわいらしい。子どもっぽい。「――表情」

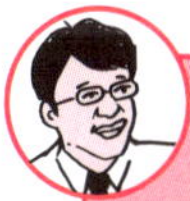

齋藤先生のここがポイント！

タイトルでたわいのない夫婦の日常会話を想起させながら、読み進むと2人の心の立ち位置にズレが生まれている様子が浮かんできます。智恵子をいつくしみながらも憂える高村光太郎の心情を感じながら読んでみましょう。

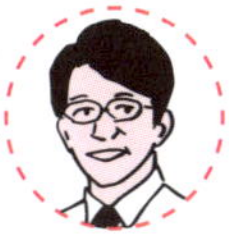

高村は後に、この「あどけない話」を発表した当時、すでに妻にとって東京が「不適当の地」であったと自著に綴っています。

月《つき》に吠《ほ》える①

萩原朔太郎《はぎわらさくたろう》

著者プロフィール

現在の群馬県前橋市出身。口語自由詩を確立させ、「日本近代詩の父」と称される。若い頃からハーモニカやマンドリンなど楽器に傾倒。大正2年に北原白秋が主宰する文芸誌「朱欒」に詩を発表し、詩人としての一歩を踏み出す。その後も『月に吠える』『青猫』『氷島』などを世に残す。

竹《たけ》

ますぐなるもの地面《じめん》に生《は》え、
するどき青《あお》きもの地面《じめん》に生《は》え、
凍《こお》れる冬《ふゆ》をつらぬきて、
そのみどり葉《は》光《ひか》る朝《あさ》の空路《くうろ》に、
なみだたれ、
なみだをたれ、
いまはや懺悔《ざんげ》をはれる肩《かた》の上《うえ》より、
けぶれる竹《たけ》の根《ね》はひろごり、
するどき青《あお》きもの地面《じめん》に生《は》え。

あらすじ

詩集『月に吠える』に収められている萩原の代表的な作品の一つ。土が凍てつく冬に、青い竹が眩しいほど真っすぐに鋭く生えていく一方で、土の中では根や繊毛が共振するように生えていく様が、鋭利な言葉で見事なまでに表現されている。

語彙

懺悔《ざんげ》

自分の犯した罪に気づき、悔いて許しを請う行為。「―する」

竹《たけ》

光《ひか》る地面《じめん》に竹《たけ》が生《は》え、
青竹《あおたけ》が生《は》え、
地下《ちか》には竹《たけ》の根《ね》が生《は》え、
根《ね》がしだいにほそらみ、
根《ね》の先《さき》より繊毛《せんもう》が生《は》え、
かすかにけぶる繊毛《せんもう》が生《は》え、
かすかにふるえ。

かたき地面《じめん》に竹《たけ》が生《は》え、
地上《ちじょう》にするどく竹《たけ》が生《は》え、
まっしぐらに竹《たけ》が生《は》え、
凍《こお》れる節節《ふしぶし》りんりんと、
青空《あおぞら》のもとに竹《たけ》が生《は》え、
竹《たけ》、竹《たけ》、竹《たけ》が生《は》え。

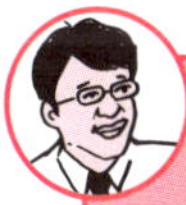

齋藤先生のここがポイント！

みずみずしく研ぎ澄まされた表現で、竹の生命力の逞しさを見事に表しています。日本人が竹に抱くイメージはこの作品で極まったといえます。リズムを踏んで心地よい響きを感じながらのびのびと読みましょう。

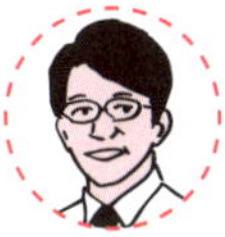

竹という誰もが知っている素材に、とどめを刺すように独創的な表現でイメージを完成させました。これはもう文学的な偉業といえます。

月《つき》に吠《ほ》える②

萩原朔太郎《はぎわらさくたろう》

くさった蛤《はまぐり》

半身《はんしん》は砂《すな》のなかにうもれてゐ《い》て、
それで居《い》てべろべろ舌《した》を出《だ》して居《い》る。
この軟体動物《なんたいどうぶつ》のあたまの上《うえ》には、
砂利《じゃり》や潮《しお》みづ《ず》が、ざら、ざら、ざら、ざら流《なが》れ
てゐ《い》る、ながれてゐ《い》る、
ああ夢《ゆめ》のやう《よ》にしづ《ず》かにもながれてゐ《い》る。

あらすじ

『竹』と同じく『月に吠える』に収録された異色の一作品。腐った蛤という番外的な存在の様相を、詩の既成概念から解放された独創的な言葉で表現し尽くし、現代詩への新たな道を見事に開拓したと称されている。

著者プロフィール

現在の群馬県前橋市出身。口語自由詩を確立させ、「日本近代詩の父」と称される。若い頃からハーモニカやマンドリンなど楽器に傾倒。大正2年に北原白秋が主宰する文芸誌「朱欒」に詩を発表し、詩人としての一歩を踏み出す。その後も『月に吠える』『青猫』『氷島』などを世に残す。

ながれてゆく砂《すな》と砂《すな》との隙間《すきま》から、
蛤《はまぐり》はまた舌《した》べろをちらちらと赤《あか》くもえいづる、
この蛤《はまぐり》は非常《ひじょう》に憔悴《やつ》れてゐ《い》るのである。
みればぐにゃぐにゃした内臓《ないぞう》がくさりかかって
居《い》るらしい、
それゆゑ《え》哀《かな》しげな晩《ばん》かたになると、
青《あお》ざめた海岸《かいがん》に坐《すわ》ってゐ《い》て、
ちら、ちら、ちら、ちらとくさった息《いき》をするの
ですよ。

語彙

軟体動物《なんたいどうぶつ》

生物の分類群の一つで、貝類やナメクジ、蛸、イカなど体の柔らかい種の総称。

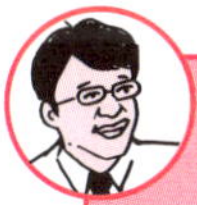

齋藤先生のここがポイント!

こういった素材も詩で表現しうるという萩原朔太郎の一つの挑戦でしょう。お世辞にも美しいといえない目の前の蛤に、ある種の存在感やリアリティを感じたとき、彼はそこに生命の本質を見つけ出したのかもしれません。

前衛的ともいえる表現が次々と出てきますが、これらもすべて現実世界の一コマだと捉えると、言葉の持つ可能性がさらに広がるはずです。

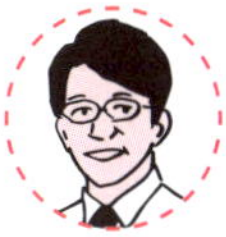

小《しょう》景《けい》異《い》情《じょう》

室《むろ》生《う》犀《さい》星《せい》

著者プロフィール

本名、照道（てるみち）。加賀藩の足軽頭の父とその女中だった母との間に非嫡出子として生まれる。高野山の寺院に引き取られ、7歳で住職・室生家の養子になる。20歳で上京し、『愛の詩集』『抒情小曲集』など多くの抒情詩を書いたほか、小説や随筆、俳句なども多く世に残した。

その一《いち》

白魚《しらうお》はさびしや
そのくろき瞳《め》はなんといふ《う》
なんといふ《う》しをらしさぞよ
そとにひる餉《げ》をしたたむる
わがよそよそしさと
かなしさと
ききともなやな雀《すずめ》しば啼《な》けり

あらすじ

大正2年に文芸誌「朱欒」で初めて発表された。後に犀星自身が何度か改稿し、大正7年の『抒情小曲集』にも収録される。萩原朔太郎がこれを読んで大きな衝撃を受けたとも言われている。「ふるさと」や「みやこ」の解釈については多方面で議論がなされている。

その二《に》

ふるさとは遠《とお》きにありて思《おも》ふ《う》もの
そして悲《かな》しくうたふ《う》もの
よしや
うらぶれて異土《いど》の乞食《かたい》となるとても
帰《かえ》るところにあるまじや
ひとり都《みやこ》のゆふ《う》ぐれに
ふるさとおもひ《い》涙《なみだ》ぐむ
そのこころもて
遠《とお》きみやこにかへ《え》らばや
遠《とお》きみやこにかへ《え》らばや

語彙

白魚《しらうお》
ホタルイカなどと並んで特に北陸地方で馴染みの強い魚介類の一種。

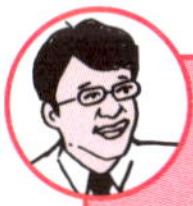

齋藤先生のここがポイント！

当時は立身出世を夢見て地方から上京する人が多かった時代。この詩に自分を投影して共感しながら読んだ日本人は多かったことでしょう。当時の人の胸中や皆さんの故郷を思い描きながらしみじみと読んでみましょう。

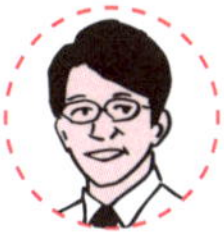

「その二」が特に有名ですが、「その一」の「白魚」の詩も作者の繊細で抒情的な感覚が伝わってくるいい作品です。

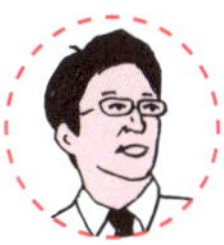

私事ですが、若い頃に金沢を旅し、犀川のほとりで室生犀星の詩集を読んだ体験を思い出します。

サーカス

中原中也《なかはらちゅうや》

著者プロフィール
代々開業医だった中原家の長男として生まれるが、弟の死をきっかけに文学へ傾倒。ランボーやベルレーヌらの影響を受けてフランス語も学ぶ。後に翻訳詩集『ランボオ詩集』も刊行している。詩集『山羊の歌』で注目され、多くの作品を世に出したが、結核性脳膜炎により30歳で死去。

幾時代《いくじだい》かがありまして
　茶色《ちゃいろ》い戦争《せんそう》ありました

幾時代《いくじだい》かがありまして
　冬《ふゆ》は疾風《しっぷう》吹《ふ》きました

幾時代《いくじだい》かがありまして
　今夜此処《こんやここ》での一《ひ》と殷盛《さか》り
　　今夜此処《こんやここ》での一《ひ》と殷盛《さか》り

サーカス小屋《ごや》は高《たか》い梁《はり》
　そこに一《ひと》つのブランコだ
見《み》えるともないブランコだ

あらすじ
処女詩集『山羊の歌』に収録。現実の世界ではないかのようなサーカス小屋の風景が、中原中也特有のオノマトペで映像的にうたわれている。最後は小屋の外の真っ暗な夜の場面へと移り、時間が無限の未来へ流れていくかのような演出で印象的に締めくくられている。

頭倒《あたまさか》さに手《て》を垂《た》れて
汚《よご》れ木綿《もめん》の屋蓋《やね》のもと
ゆあーん　ゆよーん　ゆやゆよん

それの近《ちか》くの白《しろ》い灯《ひ》が
安値《やす》いリボンと息《いき》を吐《は》き
ゆあーん　ゆよーん　ゆやゆよん

観客様《かんきゃくさま》はみな鰯《いわし》
咽喉《のんど》が鳴《な》ります牡蠣殻《かきがら》と
ゆあーん　ゆよーん　ゆやゆよん

屋外《やがい》は真《ま》ッ闇《くら》　闇《くら》の闇《くら》
夜《よる》は劫々《こうこう》と更《ふ》けまする
落下傘奴《らっかがさめ》のノスタルヂアと
ゆあーん　ゆよーん　ゆやゆよん

語彙

疾風《しっぷう》
極めて強く激しく吹く風。「―のごとく吹き荒れる」

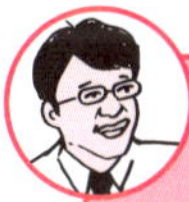

齋藤先生のここがポイント！

空中ブランコが揺れる様を「ゆあーん」と表現したのは世界で中原中也ただ一人でしょう。鰯の観客というのも魔訶不思議な世界観です。詩人の想像力というものが常人の枠を超越していることがよくわかります。

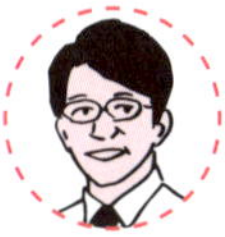

サーカスは華麗と怪奇が錯綜する魅惑の空間。会場に漂う色や匂いなど自由な発想で想像しながら音読しましょう。

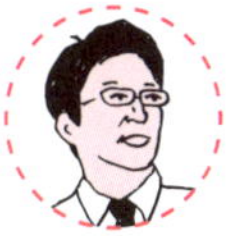

前衛的な言葉が次々と現れる中也の作品は、実は今の子どもに大変人気があります。その魅力を体感してください。

赤光《しゃっこう》

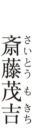

斎藤茂吉《さいとうもきち》

死《し》にたまふ母《はは》

みちのくの母《はは》のいのちを一目《ひとめ》見《み》ん
一目《ひとめ》みんとぞただにいそげる

はるばると薬《くすり》をもちて来《こ》しわれを
目守《まも》りたまへ《え》りわれは子《こ》なれば

死《し》に近《ちか》き母《はは》に添寝《そいね》のしんしんと
遠田《とおだ》のかは《わ》づ天《てん》に聞《きこ》ゆる

あらすじ

茂吉が医師として勤めていた31歳のときに発刊した生涯の代表作ともいえる詩集。当時の歌壇に大きな影響を与えた。歌集名の「赤光」は子どもの頃に耳にした阿弥陀経のお経の中から一部分を抜き出したもの。「死にたまう母」「悲報来」「おひろ」などは特に有名。

著者プロフィール

山形県出身。明治38年に精神科医、斎藤紀一の養子となる。後に医師となり、青山脳病院院長も務めた。一方、中学時代から短歌を作りはじめ、後に短歌誌「アララギ」に参加。歌集『赤光』などのほか随筆も多く手がけ、芥川龍之介は斎藤の小説を期待したともいわれている。

語彙

薬《くすり》
経口摂取や塗ることで病気やケガを治す物質。「―を投与する」

我《わ》が母《はは》よ死《し》にたまひ《い》ゆく我《わ》が母《はは》よ
我《わ》を生《う》まし乳足《ちた》らひ《い》し母《はは》よ

のど赤《あか》き玄鳥《つばくらめ》ふたつ屋梁《はり》にゐ《い》て
足乳《たらち》ねの母《はは》は死《し》にたまふ《う》なり

星《ほし》のゐ《い》る夜《よ》ぞらのもとに赤赤《あかあか》と
ははそはの母《はは》は燃《も》えゆきにけり

齋藤先生のここがポイント！

母危篤の報をうけた茂吉が故郷へ帰り、臨終を見届け、火葬の後に旅をする心情。一連の心の動きを追いながら哀感を込めて読んでください。燃える炎と星空の対比、蔵王の美しい自然の描写が崇高美を感じさせます。

ぜひ皆さんのお母さんを思い出しながら音読してください。作品を読むことで、その世界観を自分の体験として心に刻む力が文学にはあるのです。

海《うみ》の声《こえ》

若山牧水《わかやまぼくすい》

著者プロフィール
宮崎県出身。本名、繁（しげる）。医師の家の長男として生まれるが、18歳で号を「牧水」として文学の道へ入る。早稲田大学を卒業後、22歳で『海の声』を発刊。中央新聞社の記者を経て、歌人・尾上柴舟に師事する。明治43年に歌集『別離』を発表。紀行文や随筆も残した。43歳没。

白鳥《しらとり》は哀《かな》しからずや空《そら》の青《あお》
海《うみ》のあをにも染《そ》まずただよふ《う》

幾山河《いくやまかわ》越《こ》えさり行《ゆ》かば寂《さび》しさの
終《は》てなむ《ん》国《くに》ぞ今日《きょう》も旅《たび》ゆく

われ歌《うた》をうたへ《え》りけふ《きょう》も故《ゆえ》わかぬ
かなしみどもにうち追《お》は《わ》れつつ

あらすじ
43年という短い生涯で、未発表分も含めれば約9000種もの歌を残したといわれる牧水。中でももっとも有名とされているのが第一歌集の『海の声』。「白鳥」（しらとり）の解釈としては、はくちょうではなくカモメであるとの意見が多い。

海《うみ》の声《こえ》山《やま》の声《こえ》みな碧《へき》瑠璃《るり》の
天《そら》に沈《し》みて秋《あき》照《て》る日《ひ》なり
春《はる》哀《かな》し君《きみ》に棄《す》てられはるばると
行《い》かばや海《うみ》のあなたの国《くに》へ
恋人《こいびと》よわれらはさびし青《あお》ぞらの
もとに涯《はて》なう野《の》の燃《も》ゆるさま

語彙

瑠璃《るり》
つやの美しい青や青紫色の宝石。瑠璃色の略。

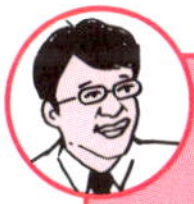

齋藤先生のここがポイント!

旅と酒を愛した若山牧水は、心中がさらりと自由に流れていくような心持ちでいることを好んだのでしょう。恋愛を題材にした作品にも素敵なものが多く、読む人に思春期の瑞々しい心情を想い起こさせてくれます。

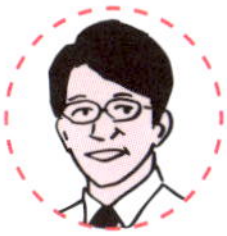

「白鳥は一」の詩は、澄みわたる大海原と無限に広がる青い空、それらと対照的に寂し気な鳥の情景などを思い描いて音読しましょう。

第5章
日本の民話・童話

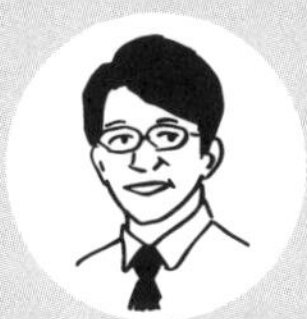

竹取物語《たけとりものがたり》

作者不明

来歴
貞観八年（866）から延喜十年（910）頃の成立とされる。作者不詳だが、思考の傾向から見て男性の知識人との説を唱える専門家が多い。『源氏物語』に「物語の出で来はじめの祖なる竹取の翁」との記述があることから、本来のタイトルは「竹取の翁」だったとも考えられている。

今《いま》は昔《むかし》、竹取《たけとり》の翁《おきな》といふ者《もの》ありけり。野《の》山《やま》にまじりて竹《たけ》を取《と》りつつ、よろづの事《こと》につかひ《い》けり。名《な》をば讃岐《さぬき》の造《みやつこ》となむ《ん》いひ《い》ける。その竹《たけ》の中《なか》に、もと光《ひか》る竹《たけ》なむ《ん》一筋《ひとすじ》ありける。あやしがりて、寄《よ》りて見《み》るに、筒《つつ》の中光《なかひか》りたり。それを見《み》れば、三寸《さんすん》ばかりなる人《ひと》、いとうつくしうて居《い》たり。翁《おきな》言《い》ふ《う》やう《よう》、「われ、朝《あさ》ごと夕《ゆう》ごとに見《み》る竹《たけ》の中《なか》におは《わ》するにて知《し》りぬ。子《こ》になり給《たま》ふ《う》べき

あらすじ
竹細工作りを生業としていた竹取の翁が竹を切っていると、光る竹の中から小さな女の子が現れる。以来、翁は竹を切るたびに黄金の入った竹を見つけるようになり、妻とともに裕福になっていく。女の子もすっかり成長し、やがて「かぐや姫」と名づけられる。

人《ひと》なめり」とて、手《て》にうち入《い》れて、家《いえ》へ持《も》ちて来《き》ぬ。妻《め》の嫗《おうな》にあづけて養《やしな》はす。うつくしき事《こと》かぎりなし。いと幼《おさな》ければ、籠《こ》に入《い》れて養《やしな》ふ。

竹取《たけとり》の翁《おきな》、竹《たけ》を取《と》るに、この子《こ》を見《み》つけて後《のち》に竹取《たけと》るに、節《ふし》を隔《へだ》てて、よごとに、黄金《こがね》ある竹《たけ》を見《み》つくること重《かさ》なりぬ。かくて、翁《おきな》や《よ》うや《よ》う豊《ゆた》かになりゆく。

語彙

三寸《さんすん》
1寸の3倍。10センチ前後の長さ。短いものの例え。「舌先—」

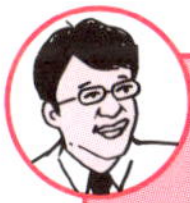

齋藤先生のここがポイント！

冒頭部分を授業で暗記した方も多いはず。平安時代の作品ですが比較的わかりやすい文章ですので、ぜひ高校時代を思い出しながら読み返してみてください。あらためて古文に触れるいい機会にもなるでしょう。

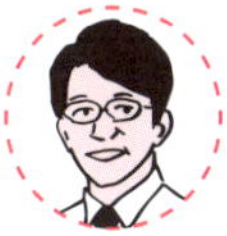

竹から娘が出てきたり、それがまた月へ帰ったりと、驚くほどに斬新で奇想天外、それでいておもしろみたっぷりの魅力的な世界観です。

遠野物語《とおのものがたり》①

柳田國男《やなぎたくにお》

著者プロフィール

日本近代民俗学の第一人者。全国にわたりフィールドワークを行い、日本人の本質を追い求めた。東大法科政治科を卒業後、農商務省へ入省。官僚時代に『遠野物語』を発表する。官界を辞任後は朝日新聞社客員に就任。論説委員として社説を執筆するかたわら、全国踏査も続けた。

土淵村《つちぶちむら》の助役《じょやく》北川清《きたがわきよし》と云《い》ふ人《ひと》の家《いえ》は字《あざ》火石《ひいし》に在《あ》り。代々《だいだい》の山臥《やまぶし》にて祖父《そふ》は正福院《しょうふくいん》と云《い》ひ、学者《がくしゃ》にて著作多《ちょさくおお》く、村《むら》の為《ため》に尽《つく》したる人《ひと》なり。清《きよし》の弟《おとうと》に福二《ふくじ》と云《い》う人《ひと》は海岸《かいがん》の田《た》ノ浜《はま》へ婿《むこ》に行《い》きたるが、先年《せんねん》の大海嘯《おおつなみ》に遭《あ》ひて妻《つま》と子《こ》とを失《うしな》ひ、生《い》き残《のこ》りたる二人《ふたり》の子《こ》と共《とも》に元《もと》の屋敷《やしき》の地《ち》に小屋《こや》を掛《か》けて一年《いちねん》ばかりありき。夏《なつ》の初《はじ》めの月夜《つきよ》に便所《べんじょ》に起《お》き出《い》でしが、遠《とお》く離《はな》れたる所《ところ》に在《あ》りて行《い》く道《みち》も浪《なみ》の打《う》つ渚《なぎさ》なり。霧《きり》の布《し》きたる夜《よる》なりしが、その霧《きり》の中《なか》より男女二人《だんじょふたり》の者《もの》の近《ちか》よるを見《み》れば、女《おんな》は正《まさ》しく亡《な》くなりし我妻《わがつま》なり。思《おも》はず基跡《そのあと》をつけて、遥々《はるばる》と船越村《ふなこしむら》の方《ほう》へ行《い》く崎《さき》の洞《ほら》ある所《ところ》まで追《おい》ひ行《い》き、名《な》を呼《よ》びたるに、振返《ふりかえ》

あらすじ

土淵村の北川清の弟の福二は、村を襲った大津波で妻と子を失くす。霧の立ち込めるある夏の夜、便所に起きた福二は、遠い霧の中に男女2人の姿を目撃する。よく見ると、女は亡くなったはずの妻であった。福二は男女の後をつけ、女に話しかける。

語彙

山伏《やまぶし》（山臥）

特定の山中で修行をする修験道の行者。山に伏して修行をする僧。

りてにこと笑ひ《わらい》たり。男《おとこ》はと見《み》れば此《これ》も同《おな》じ里《さと》の者《もの》にて海嘯《つなみ》の難《なん》に死《し》せし者《もの》なり。自分《じぶん》が婿《むこ》に入《い》りし以前《ぜん》に互《たがい》に深《ふか》く心《こころ》を通は《かよわ》せたりと聞《き》きし男《おとこ》なり。今《いま》は此人《このひと》と夫婦《ふうふ》になりてありと云ふ《いう》に、子供《こども》は可愛《かわい》くは無《な》いのかと云へ《いえ》ば、女《おんな》は少《すこ》しく顔《かお》の色《いろ》を変へ《かえ》て泣《な》きたり。死《し》したる人《ひと》と物言ふ《ものいう》とは思は《おもわ》れずして、悲《かな》しく情《なさけ》なくなりたれば足元《あしもと》を見《み》て在《あ》りし間《あいだ》に、男女《だんじょ》は再《ふた》び足早《あしばや》にそこを立《た》ち退《の》きて、小浦《をうら》へ行《い》く道《みち》の山陰《やまかげ》を廻《めぐ》り見《み》えずなりたり。追ひ《おい》かけて見《み》たりしがふと死《し》したる者《もの》なりしと心付《こころづ》き、夜明《よあけ》まで道中《みちなか》に立《た》ちて考へ《かんがえ》、朝《あさ》になりて帰《かえ》りたり。其後《そのご》久《ひさ》しく煩ひ《わづらい》たりと云へ《いえ》り。

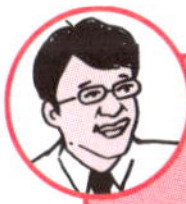

齋藤先生のここがポイント！

遠野地方の民話の世界です。昔は目に見えない形のない感覚世界が、説得力を持って現実の暮らしに強く影響を及ぼしていました。幽美で魅惑的な物語の世界と、実在の俗界との境目を心で感じながら読んでみてください。

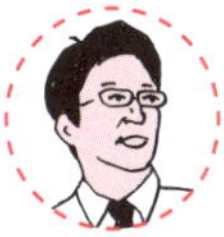

個々の民話がどれもコンパクトにまとめられていて、音読の素材としても最適といえます。

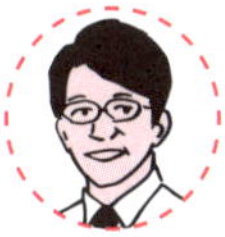

津波で亡くなったはずの妻が海岸を歩いて会話したり、河童や神隠しの伝説もあったりと、奥が深く心惹かれる民話集です。

遠野物語《とおのものがたり》②

柳田國男《やなぎたくにお》

著者プロフィール
日本近代民俗学の第一人者。全国にわたりフィールドワークを行い、日本人の本質を追い求めた。東大法科政治科を卒業後、農商務省へ入省。官僚時代に『遠野物語』を発表する。官界を辞任後は朝日新聞社客員に就任。論説委員として社説を執筆するかたわら、全国踏査も続けた。

黄昏《たそがれ》に女《おんな》や子供《こども》の家《いえ》の外《そと》に出《で》て居《い》る者《もの》はよく神隠《かみかく》しにあふ《う》ことは他《よそ》の国々《くにぐに》と同《おな》じ。松崎村《まつざきむら》の寒戸《さむと》と云《い》ふ《う》所《ところ》の民家《みんか》にて、若《わか》き娘《むすめ》梨《なし》の樹《き》の下《した》に草履《ぞうり》を脱《ぬ》ぎ置《お》きたるまゝ《ま》行方《ゆくえ》を知《し》らずなり、三十《さんじゅう》年《ねん》あまり過《す》ぎたりしに、或日《あるひ》親類知音《しんるいちいん》の人々《ひとびと》其家《そのいえ》に集《あつま》りてありし処《ところ》へ、極《きわ》めて老《お》いさらぼひ《い》て其女《そのおんな》帰《かえ》り来《きた》れり。如《い》

あらすじ
神隠し伝説の一つ。松崎村の寒戸という集落の民家で、若い娘が梨の樹の下に草履を脱ぎ捨てたまま行方不明となる。それから30年ほど過ぎた風の強いある日、娘はひどく老いさらばえた姿で再び寒戸に現れる。

何《か》にして帰《かえ》って来《き》たかと問《と》へ《え》ば人々《ひとびと》に逢《あ》ひ《い》たかりし故《ゆえ》帰《かえ》りしなり。さらば又《また》行《い》かんとて、再《ふたた》び跡《あと》を留《とど》めず行《い》き失《う》せたり。其《その》日《ひ》は風《かぜ》の烈《はげ》しく吹《ふ》く日《ひ》なりき。されば遠野郷《とおのごう》の人《ひと》は、今《いま》でも風《かぜ》の騒《さわ》がしき日《ひ》には、けふ《きょう》はサムトの婆《ばば》が帰《かえ》って来《き》さ《そ》うな日《ひ》なりと云《い》ふ《う》。

語彙

黄昏《たそがれ》
薄暗い夕方の様子。勢いが衰えた比喩的な表現。「人生の一時」

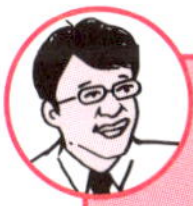

齋藤先生のここがポイント！

ネットで世界中が情報共有する今とは違い、村から一歩出たらそこは異界、というくらいの時代です。人が村から突然いなくなる「神隠し」の伝説は、そうした当時の人たちの心象を象徴しているともいえます。

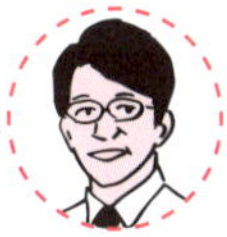

昔の人にとって地域の神様は、恐れつつも敬うという畏怖の対象。それゆえ民話として物語化され、今の時代へと継承されました。

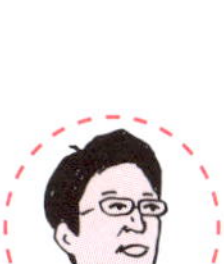

土着の神を信じて尊ぶという現代には希薄な心の豊かさが当時の村々にありました。

ツェねずみ

宮沢賢治《みやざわけんじ》

著者プロフィール

現在の岩手県花巻市出身。中学3年生の頃から啄木の影響を受けて短歌を書きはじめる。童話作家として『銀河鉄道の夜』『風の又三郎』など多くの作品を残したが、生前はほぼ無名に近く、没後に有志の努力で広く世に知られ、国民的な作家となった。


「どうだ。金米糖《こんぺいとう》がなかったかい。」

「いたちさん。ずゐ《い》ぶんお前《まえ》もひどい人《ひと》だね、私《わたし》のや《よ》うな弱《よわ》いものをだますなんて。」

「だましゃせん。たしかにあったのや。」

「あるにはあってももう蟻《あり》が来《き》てましたよ。」

「蟻《あり》が。へい。さ《そ》うかい。早《はや》いやつらだね。」

「みんな蟻《あり》がとってしまひ《い》ましたよ。私《わたし》のや《よ》うな弱《よわ》いものをだますなんて、償《まど》うて下《くだ》さい。償《まど》うて下《くだ》さい。」

「それは仕方《しかた》ない。お前《まえ》の行《い》きや《よ》うが少《すこ》し遅《おそ》かったのや。」

「知《し》らん知《し》らん。私《わたし》のや《よ》うな弱《よわ》いものをだま

あらすじ

家の屋根裏に住むツェという名の性格がひねくれた鼠が主人公。被害妄想が強すぎるため、仲間たちの親切な助言をことごとく曲解し、逆切れ発言を連発する。結果、自業自得で自身の立場をどんどんと悪い方向へ導いてしまう。

語彙

金平糖《こんぺいとう》

砂糖菓子の一種。語源はポルトガル語のコンフェイト。

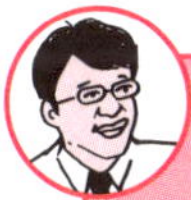

齋藤先生のここがポイント!

個性的な登場人物が次々と登場し、テンポよく会話を繰り広げます。落語のように声色を変えつつ、軽快に読んでみましょう。「償うて下さい」「行きやうが少し遅かったのや」など、現代語と異なる表現も楽しいです。

して。償《まど》うて下《くだ》さい。償《まど》うて下《くだ》さい。」

「困《こま》ったやつだな。ひとの親切《しんせつ》をさかさまにうらむとは。よしよし。そんならおれの金米《こんぺい》糖《とう》をやらう《ろ》。」

「まどうて下《くだ》さい。まどうて下《くだ》さい。」

「えい、それ。持《も》って行《い》け。てめいの持《も》てるだけ持《も》ってうせちまへ《え》。てめいみたいな、ぐにゃぐにゃした、男《おとこ》らしくもねいやつは、つらも見《み》たくねい。早《はや》く持《も》てるだけ持《も》って、どっかへうせろ。」いたちはプリプリして、金米《こんぺい》糖《とう》を投《な》げ出《だ》しました。ツェねずみはそれを持《も》てるだけ沢山《たくさん》ひろって、おじぎをしました。

柱やちり取り、バケツなど、本来は無機質な道具類が擬人化されて現れ、主人公のネズミと会話で絡むという童話の世界観です。

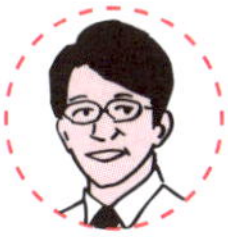

オッベルと象《ぞう》

宮沢賢治《みやざわけんじ》

著者プロフィール

現在の岩手県花巻市出身。中学3年生の頃から啄木の影響を受けて短歌を書きはじめる。童話作家として『銀河鉄道の夜』『風の又三郎』など多くの作品を残したが、生前はほぼ無名に近く、没後に有志の努力で広く世に知られ、国民的な作家となった。

間《ま》もなく地面《じめん》はぐらぐらとゆられ、そこらはばしゃばしゃくらくなり、象《ぞう》はやしきをとりまいた。グララアガア、グララアガア、その恐《おそ》ろしいさわぎの中《なか》から、「今助《いまたす》けるから安心《あんしん》しろよ。」やさしい声《こえ》もきこえてくる。「ありがた《と》う。よく来《き》てくれて、ほんとに僕《ぼく》はうれしいよ。」象小屋《ぞうごや》からも声《こえ》がする。さ《そ》うすると、まは《わ》りの象《ぞう》は、一《いっ》そうひどく、グララアガア、グララアガア、塀《へい》のまは《わ》りをぐるぐる走《はし》ってゐ《い》るらしく、度々中《たびたびなか》から、怒《おこ》ってふりまは《わ》す鼻《はな》も見《み》える。けれども塀《へい》はセメントで、中《なか》には鉄《てつ》も入《はい》ってゐ《い》るから、なかなか象《ぞう》もこは《わ》

あらすじ

白い象が迷い込んだ先は悪賢い地主の屋敷だった。言葉巧みに騙された象は地主の事実上の奴隷となり、過酷な労働を強いられる。次第に衰弱していく白象は、仲間たちに助けの手紙を書く。手紙を読んだ象たちは直ちに地主の屋敷へ押し寄せていく。

語彙

六連発《ろくれんぱつ》

6つの薬室を持つ回転式シリンダーの銃。リボルバー。

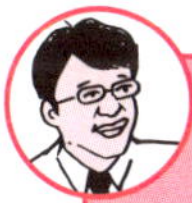

齋藤先生のここがポイント!

賢治はオノマトペ（擬声語）の使い方が得意ですが、実はそれこそが日本語の面白さ。象の声も独創的です。多少オーバーでもいいので芝居がかった読み方がお勧めです。文体も七五調で小気味よく、楽しく音読できます。

せない。塀《へい》の中《なか》にはオツベルが、たった一人《ひとり》で叫《さけ》んでゐ《い》る。百姓《ひゃくしょう》どもは眼《め》もくらみ、そこらをうろうろするだけだ。そのうち外《そと》の象《ぞう》どもは、仲間《なかま》のからだを台《だい》にして、いよいよ塀《へい》を越《こ》しかかる。だんだんにゅうと顔《かお》を出《だ》す。その皺《しわ》くちゃで灰《はい》いろの、大《おお》きな顔《かお》を見《み》あげたとき、オツベルの犬《いぬ》は気絶《きぜつ》した。さあ、オツベルは射《う》ちだした。六連発《ろくれんぱつ》のピストルさ。ドーン、グララアガア、ドーン、グララアガア、ドーン、グララアガア、ところが弾丸《たま》は通《とお》らない。牙《きば》にあたればはねかへ《え》る。

物語の根底にあるのは資本主義社会へのアンチテーゼ。主人公に騙された白い象は、搾取される労働者の象徴として登場します。

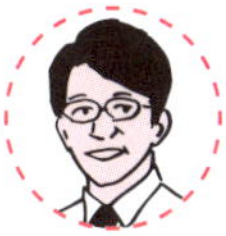

風《かぜ》の又三郎《またさぶろう》

宮沢賢治《みやざわけんじ》

「どっどど　どどうど　どどうど　どどう
青《あお》いくるみも吹《ふ》きとばせ
すっぱいくゎりんも吹《ふ》きとばせ
どっどど　どどうど　どどうど　どどう
どっどど　どどうど　どどうど　どどう」
先頃《せんころ》又三郎《またさぶろう》から聞《き》いたばかりのあの歌《うた》を
一郎《いちろう》は夢《ゆめ》の中《なか》で又《また》きいたのです。
びっくりして跳《は》ね起《お》きて見《み》ると外《そと》ではほん

著者プロフィール
現在の岩手県花巻市出身。中学3年生の頃から啄木の影響を受けて短歌を書きはじめる。童話作家として『銀河鉄道の夜』『風の又三郎』など多くの作品を残したが、生前はほぼ無名に近く、没後に有志の努力で広く世に知られ、国民的な作家となった。

あらすじ
ある風の強い日、山間の小学校に不思議な雰囲気の転校生、三郎がやって来る。地元の子らは「風の子だ」とざわつき出す。ある日、皆で高原へ遊びに行き、嘉助が誤って牧場から馬を逃がしてしまう。嘉助は慌てて馬を追うが、道に迷って意識を失う。そこで嘉助は三郎の幻想的な姿を見る。

た《と》うにひどく風《かぜ》が吹《ふ》いて林《はやし》はまるで咆《ほ》えるや《よ》う、あけがた近《ちか》くの青《あお》ぐろい、うすあかりが障子《しょうじ》や棚《たな》の上《うえ》の提灯箱《ちょうちんばこ》や家中一《いえじゅういっ》ぱいでした。一郎《いちろう》はすばやく帯《おび》をしてそして下駄《げた》をはいて土間《どま》を下《お》り馬屋《うまや》の前《まえ》を通《とお》って潜《くぐ》りをあけましたら風《かぜ》がつめたい雨《あめ》の粒《つぶ》と一緒《いっしょ》にどうっと入《はい》って来《き》ました。

語彙

土間《どま》

家屋内で、床を敷かずに土足で歩ける場所のこと。台所の続きで、井戸やかまどがあることが多い。

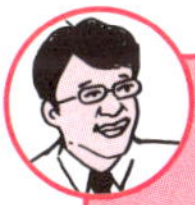

齋藤先生のここがポイント！

風とともに別の時空からやって来た異人のような少年を、SF的ともとれる幻想的な表現で描いています。物語の象徴となる風の音を「どっどど」という独特なワードで表現しているのは秀逸というほかありません。

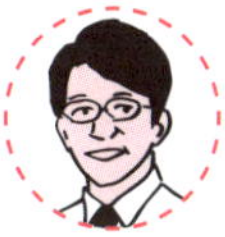

自分たちが子供の頃、転校生がやって来たときの高揚感や不安感などを思い起こしながら音読してみましょう。

やまなし

宮沢賢治《みやざわけんじ》

著者プロフィール
現在の岩手県花巻市出身。中学3年生の頃から啄木の影響を受けて短歌を書きはじめる。童話作家として『銀河鉄道の夜』『風の又三郎』など多くの作品を残したが、生前はほぼ無名に近く、没後に有志の努力で広く世に知られ、国民的な作家となった。

二疋《にひき》の蟹《かに》の子供《こども》らが青《あお》じろい水《みず》の底《そこ》で話《はなし》てゐ《い》ました。

『クラムボンはわらったよ。』

『クラムボンはかぷかぷわらったよ。』

『クラムボンは跳《はね》てわらったよ。』

『クラムボンはかぷかぷわらったよ。』

上《うえ》の方《ほう》や横《よこ》の方《ほう》は、青《あお》くくらく鋼《はがね》のやう《よ》に見《み》えます。そのなめらかな天井《てんじょう》を、つぶ〳〵《つぶ》暗《くら》い泡《あわ》が流《なが》れて行《い》きます。

あらすじ
賢治が生前に発表した数少ない作品の一つ。幼いカニの兄弟の目を通した川底の世界観が印象深い言葉で描かれている。5月の日中と12月の夜の2部構成。小学校の国語の教科書にも採用されたことから国民の認知度も高い。

『クラムボンはわらってゐ《い》たよ。』

『クラムボンはかぷ〱《かぷ》わらったよ。』

『それならなぜクラムボンはわらったの。』

『知《し》らない。』

つぶ〱《つぶ》泡《あわ》が流《なが》れて行《い》きます。蟹《かに》の子供《こども》らもぽつ〱《ぽつ》〱《ぽつ》とつゞ《づ》けて五六粒《ごろくつぶ》泡《あわ》を吐《は》きました。それはゆれながら水銀《すいぎん》のやう《よ》に光《ひか》って斜《なな》めに上《うえ》の方《ほう》へのぼって行《い》きました。

語彙

水銀《すいぎん》
常温で液状である唯一の金属。温度計や化学薬品などに使用される。

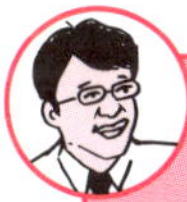

齋藤先生のここがポイント!

水の中の世界が詩的に描かれています。「クラムボン」の正体が何か最後までわかりませんし、「かぷかぷ」という笑い方も理を超えた表現です。その感覚世界を可愛らしい蟹の子どもになりきって音読してみてください。

世界は人間が知っているものだけで創られているのではなく、川の底にも世界はあるという達観した心持ちになるといいでしょう。

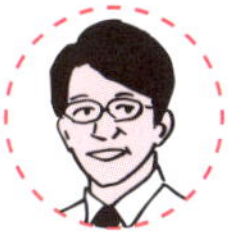

グスコーブドリの伝記《でんき》

宮沢賢治《みやざわけんじ》

ブドリは帰《かえ》って来《き》て、ペンネン技師《ぎし》に相談《そうだん》しました。

技師《ぎし》はうなづきました。

「それはいい。けれども僕《ぼく》がやらう。僕《ぼく》は今年《ことし》もう六十三《ろくじゅうさん》なのだ。ここで死《し》ぬなら全《まった》く本望《ほんもう》といふ《う》ものだ。」

「先生《せんせい》、けれどもこの仕事《しごと》はまだあんまり不確《ふたし》かです。一《いっ》ぺんうまく爆発《ばくはつ》しても間《ま》もなく瓦斯《ガス》が雨《あめ》にとられてしまふ《う》かもしれませんし、また何《なに》もかも思《おも》った通《とお》りいかないかもしれません。先生《せんせい》が今度《こんど》お出《い》でになってしまっては、あと何《なん》とも工夫《くふう》がつかなくなると存《ぞん》じます。」

老技師《ろうぎし》はだまって首《くび》を垂《た》れてしまひ《い》ました。

それから三日《みっか》の後《のち》、火山局《かざんきょく》の船《ふね》が、カルボナード島《とう》へ急《いそ》いで行《い》きました。そこへいくつものやぐらは建《た》ち、電《でん》

あらすじ
グスコーブドリは両親を失うなど苦難の日々を送るが、ある博士に出会い学問の道へ。火山局の技師となる。ある日、地域を深刻な冷害が襲い、火山の人工爆発が必要となる。ただし実行に際しては一人が犠牲にならなければならない。グスコーブドリは決断する。

著者プロフィール
現在の岩手県花巻市出身。中学3年生の頃から啄木の影響を受けて短歌を書きはじめる。童話作家として『銀河鉄道の夜』『風の又三郎』など多くの作品を残したが、生前はほぼ無名に近く、没後に有志の努力で広く世に知られ、国民的な作家となった。

語彙

本望《ほんもう》
元から抱いている意思。本来の望み。「さぞーでしょう」

線《せん》は連結《れんけつ》されました。

すっかり仕度《したく》ができると、ブドリはみんなを船《ふね》で帰《かえ》してしまって、じぶんは一人島《ひとりしま》に残《のこ》りました。

そしてその次《つぎ》の日《ひ》、イーハトーブの人《ひと》たちは、青《あお》ぞらが緑《みどり》いろに濁《にご》り、日《ひ》や月《つき》が銅《あかがね》いろになったのを見《み》ました。

けれどもそれから三四日《さんよっか》たちますと、気候《きこう》はぐんぐん暖《あたた》くなってきて、その秋《あき》はほぼ普通《ふつう》の作柄《さくがら》になりました。

そしてちや《よ》うど、このお話《はなし》のはじまりのや《よ》うになる筈《はず》の、たくさんのブドリのお父《とう》さんやお母《かあ》さんは、たくさんのブドリやネリといっしょに、その冬《ふゆ》を暖《あたた》いたべものと、明《あか》るい薪《たきぎ》で楽《たの》しく暮《くら》すことができたのでした。

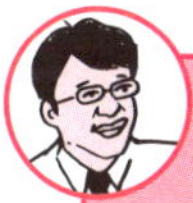

齋藤先生のここがポイント!

「世界中全ての人々が幸せにならない限り自分の幸せもない」と言い切った賢治ならではの高邁な自己犠牲の物語。最後の一人として火山に残るシーンでは、ご自身の体験や死生観を重ねて声に出して読んでみましょう。

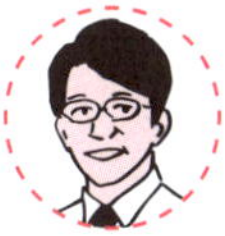

架空の理想郷・イーハトーブは、故郷の岩手県がモチーフとされています。まさに賢治の想いが詰まった作品として音読してください。

ごんぎつね

新美南吉《にいみなんきち》

兵十《ひょうじゅう》は、立《た》ちあがって、納屋《なや》にかけてある火《ひ》縄銃《なわじゅう》をとって、火薬《かやく》をつめました。

そして足音《あしおと》をしのばせてちかよって、今戸口《いまとぐち》を出《で》ようとするごんを、ドンと、うちました。ごんは、ばたりとたおれました。兵十《ひょうじゅう》はかけよって来《き》ました。家《いえ》の中《なか》を見《み》ると土間《どま》に栗《くり》が、かためておいてあるのが目《め》につきました。

著者プロフィール

本名、正八。愛知県出身。幼少時に母が死去し、母方の実家の養子となる。母校の尋常小学校に代用教員として勤務するかたわら、北原白秋が主宰する「赤い鳥」に童話『窓』を投稿し、掲載される。その後も『ごん狐』『牛をつないだ椿の木』などを執筆。結核のため29歳で死去。

あらすじ

狐のごんは村でいたずらをくり返しては村人を困らせている。ある日、村人の兵十がせっかく捕まえたウナギと魚を、ごんはわざと逃してしまう。しかし、実はそのウナギは兵十が病気の母親のために捕まえたものだったことを知り、激しく後悔する。

「おや」と兵十《ひょうじゅう》は、びっくりしてごんに目《め》を落《おと》しました。

「ごん、お前《まい》だったのか。いつも栗《くり》をくれたのは」

ごんは、ぐったりと目《め》をつぶったまま、うなずきました。

兵十《ひょうじゅう》は、火縄銃《ひなわじゅう》をばたりと、とり落《おと》しました。

青《あお》い煙《けむり》が、まだ筒口《つつぐち》から細《ほそ》く出《で》ていました。

語彙

納屋《なや》

家屋とは別に建てられた物置小屋。農機具などをしまう農家の小屋。

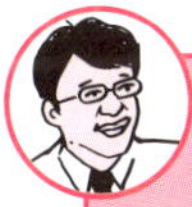

齋藤先生のここがポイント！

童話ですが悲しい物語で、最後の場面も音読すると泣きたい気持ちになります。実は悲しい感情というのは心を浄化して豊かにもしてくれます。ごんの優しさと兵十の悲嘆を想い、心を洗うような気持ちで読みましょう。

火縄銃の重量感や火薬の匂い、煙の色、栗の質感、兵十やごんの表情の変化など、一つひとつをできるだけ鮮明に想像しながら音読してみてください。

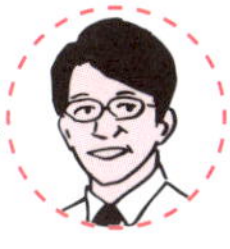

手《て》袋《ぶくろ》を買《か》いに

新美《にいみ》南吉《なんきち》

著者プロフィール
本名、正八。愛知県出身。幼少時に母が死去し、母方の実家の養子となる。母校の尋常小学校に代用教員として勤務するかたわら、北原白秋が主宰する「赤い鳥」に童話『窓』を投稿し、掲載される。その後も『ごん狐』『牛をつないだ椿の木』などを執筆。結核のため29歳で死去。

　お母《かあ》さん狐《ぎつね》は、心配《しんぱい》しながら、坊《ぼう》やの狐《きつね》の帰《かえ》って来《く》るのを、今《いま》か今《いま》かとふるえながら待《ま》っていましたので、坊《ぼう》やが来《く》ると、暖《あたたか》い胸《むね》に抱《だ》きしめて泣《な》きたいほどよろこびました。

　二匹《にひき》の狐《きつね》は森《もり》の方《ほう》へ帰《かえ》って行《い》きました。月《つき》が出《で》たので、狐《きつね》の毛《け》なみが銀色《ぎんいろ》に光《ひか》り、その足《あし》あとには、コバルトの影《かげ》がたまりました。

「母《かあ》ちゃん、人間《にんげん》ってちっとも恐《こわ》かないや」

「どうして？」

あらすじ
子狐に手袋を買ってあげようと考えた母狐。子狐の片方の手を人の手に変えたうえで、お店へ行ったら狐とばれないように戸から人間の手だけを出して「手袋をください」と言うように教える。しかし子狐は間違えて狐の手を出してしまう。

語彙

コバルト

金属元素の一つ。強く明るい群青色。「ーブルーの空」

「坊《ぼう》、間違《まちが》えてほんとうのお手々《てて》出《だ》しちゃったの。でも帽子屋《ぼうしや》さん、掴《つか》まえやしなかったもの。ちゃんとこんないい暖《あたたか》い手袋《てぶくろ》くれたもの」と言《い》って手袋《てぶくろ》のはまった両手《りょうて》をパンパンやって見《み》せました。お母《かあ》さん狐《ぎつね》は、

「まあ！」とあきれましたが、「ほんとうに人《にん》間《げん》はいいものかしら。ほんとうに人間《にんげん》はいいものかしら」とつぶやきました。

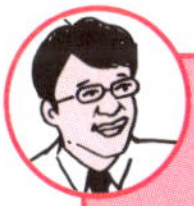

齋藤先生のここがポイント！

新美南吉の作品は弱者からの視点が基本。この作品も狐の目から見た「人は怖い存在」というのが前提となっています。未知なる人間社会への不安感を想像しながら、ぜひ狐側の視点に立って読んでみてください。

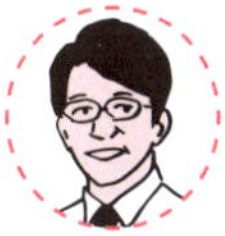

人間を警戒する母狐と人間が住む街に興味津々な子狐、母の優しさと子の無邪気さなどが対照的に描かれて物語が構成されています。

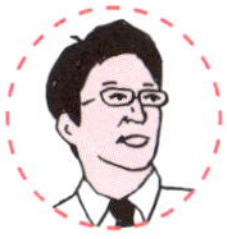

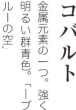

母狐の台詞は愛情たっぷりに読んでみてください。自分自身も優しい気持ちになれるはずです。

耳《みみ》なし芳一《ほういち》

小泉八雲《こいずみやくも》
（戸川明三《とがわめいぞう》 訳）

著者プロフィール
旧英国領レフカダ島で生まれる。出生名はパトリック・ラフカディオ・ハーン。日本文化に関心を持ち、明治23年に来日。英語教師などを経て同29年に旧松江藩士族の娘、小泉セツと結婚。日本に帰化する。紀行文や翻訳など約30の著作を残した。心臓発作により54歳で死去。

女《おんな》の声《こえ》は答《こた》えた――
『壇《だん》ノ浦《うら》の戦《いくさ》の話《はなし》をお語《かた》りなされ――その一《ひと》条下《くさり》が一番哀《いちばんあわ》れの深《ふか》い処《ところ》で御座《ござ》いますから』
芳一《ほういち》は声《こえ》を張《は》り上《あ》げ、烈《はげ》しい海戦《かいせん》の歌《うた》をうたった――琵琶《びわ》を以《もっ》て、あるいは橈《かじ》を引《ひ》き、船《ふね》を進《すす》める音《おと》を出《だ》さしたり、はッしと飛《と》ぶ矢《や》の音《おと》、人々《ひとびと》の叫《さけ》ぶ声《こえ》、足踏《あしぶ》みの音《おと》、兜《かぶと》にあたる刃《やいば》の響《ひび》き、海《うみ》に陥《おちい》る打《う》たれたもの音等《おとなど》を、驚《おどろ》くばかりに出《だ》さしたりし

あらすじ
盲目の琵琶法師、芳一は、鬼も涙を流すと言われるほどの平家物語を弾き語る達人だった。ある夜、突然現われた謎の武士に乞われ、芳一は屋敷らしき場所へ連れていかれて多くの人の前で琵琶を弾く。人々は激しく感動するが、実はそれは人間ではなかった。

語彙

琵琶《びわ》

奈良時代に伝来した雅楽に用いる弦楽器の一種。「―を奏でる」

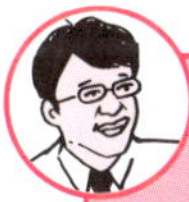

齋藤先生のここがポイント！

琵琶法師として物語を歌うことで亡霊たちの魂を鎮める修行をしているのが芳一です。霊たちの情念や俗界から乖離した墓場の熱気、その世界と向きあう芳一の揺れ動く心情などをリアルに想像して読みましょう。

て。その演奏《えんそう》の途切《とぎ》れ途切《とぎ》れに、芳一《ほういち》は自《じ》分《ぶん》の左右《さゆう》に、賞讃《しょうさん》の囁《ささや》く声《こえ》を聞《き》いた、――「何《なん》という巧《うま》い琵琶師《びわし》だろう！」――「自《じ》分達《ぶんたち》の田舎《いなか》ではこんな琵琶《びわ》を聴《き》いた事《こと》がない！」――「国中《くにじゅう》に芳一《ほういち》のような謡《うた》い手《て》はまたとあるまい！」するといっそう勇気《ゆうき》が出《で》て来《き》て、芳一《ほういち》はますますうまく弾《ひ》きかつ謡《うた》った。そして驚《おどろ》きのため周囲《しゅうい》は森《しん》としてしまった。

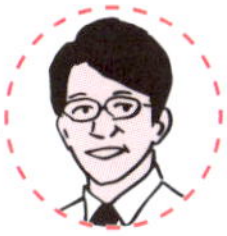

不朽の名作・平家物語が引用されています。耳なし芳一のドラマチックなストーリー性とも相まってダブルで楽しめる奥深い作品です。

雪女《ゆきおんな》

小泉八雲《こいずみやくも》（田部隆次《たなべりゅうじ》 訳）

著者プロフィール
旧英国領レフカダ島で生まれる。出生名はパトリック・ラフカディオ・ハーン。日本文化に関心を持ち、明治23年に来日。英語教師などを経て同29年に旧松江藩士族の娘、小泉セツと結婚。日本に帰化する。紀行文や翻訳など約30の著作を残した。心臓発作により54歳で死去。

『眠《ねむ》っている時《とき》にでも起《お》きている時《とき》にでも、お前《まえ》のように綺麗《きれい》な人《ひと》を見《み》たのはその時《とき》だけだ。もちろんそれは人間《にんげん》じゃなかった。そしてわしはその女《おんな》が恐《おそ》ろしかった、――大変恐《たいへんおそ》ろしかった、――がその女《おんな》は大変白《たいへんしろ》かった。……実際《じっさい》わしが見《み》たのは夢《ゆめ》であったかそれとも雪女《ゆきおんな》であったか、分《わか》らないでいる』……

お雪《ゆき》は縫物《ぬいもの》を投《な》げ捨《す》てて立《た》ち上《あが》って巳之吉《みのきち》の坐《すわ》っている処《ところ》で、彼《かれ》の上《うえ》に屈《かが》んで、彼《かれ》の顔《かお》に向《むか》って叫《さけ》んだ、――

あらすじ
若い巳之吉と老いた茂作の2人の木こりは、吹雪の日に帰れなくなり、ひとまず小屋で寒さをしのいで寝ることに。ところが茂作が、髪の長い白ずくめの衣装の女に息を吹きかけられて凍死してしまう。女は巳之吉にも息をかけようとするが、なぜか思いとどまる。

語彙

綺麗《きれい》
美しく汚れがない。やましい要素がない。「―な心」「顔が―」

『それは私《わたし》、私《わたし》、私《わたし》でした。……それは雪《ゆき》でした。そしてその時《とき》あなたが、その事《こと》を一言《ひとこと》でも云《い》ったら、私《わたし》はあなたを殺《ころ》すと云《い》いました。……そこに眠《ねむ》っている子供等《こどもら》がいなかったら、今《いま》すぐあなたを殺《ころ》すのでした。でも今《いま》あなたは子供等《こどもら》を大事《だいじ》に大事《だいじ》になさる方《ほう》がいい、もし子《こ》供等《どもら》があなたに不平《ふへい》を云《い》うべき理由《りゆう》でもあったら、私《わたし》はそれ相当《そうとう》にあなたを扱《あつか》うつもりだから』……

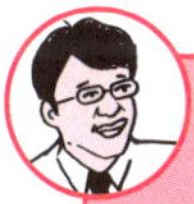

齋藤先生のここがポイント！

「鶴の恩返し」にも言えますが、昔は村という共同体以外の世界からやって来る存在は、謎めいていて警戒の対象でもありました。そうした背景を思い描きながら、女性の登場シーンなども読んでみてください。

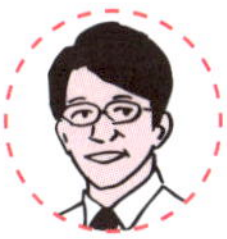

現実に雪女を見た人は誰もいないはずなのに、誰もが雪女に対し共通するイメージを持っているのは、この作品があったからこそです。

おわりに

音読をするもっとも重要なポイントの一つは、ただ単に声に出して読むということだけでなく、登場人物になりきって、お芝居をするように読むということです。

優れた文章とは、たとえ短い会話の描写でも、そこには作者が選びぬいたキラリと光る言葉が散りばめられており、胸に響く強い世界観を持っています。

力のある文章を演劇的に音にすると、作者が文章に込めた生命力というものが、きっと目覚めてくるはずです。音読とは文章の解凍作業のようなものです。声に出して読み、喉の中であたためて、体の中でよみがえらせてください。

本書では今回、「演劇的に気持ちを込めて音読する」ということを前提に、できるだけそのテーマに沿った名文を集めてみたつもりです。

小説でも、随筆でも、俳句でも、情感たっぷりに読むと、登場人物の感情に自分の感情が重なることになります。意識と意識が溶けあうのです。

例えば『ごんぎつね』のお話では、兵十になりきって声に出してみることで、兵十の気持ちになることができます。

それはつまり、他人の気持ちが想像できるようになるということです。自分以外の人の気持ちをイメージしたり、理解したりすることで、心のもっとも大事な働きである共感力が大きく膨らみ、あなた自身の心を豊かに耕してくれます。

心というのは自分一人のものではなく、周りにいるさまざまな人の心とつながったり、重なったりと交錯しています。さまざまな心を大事に思うことで、はじめて自分の心もバランスがとれるのです。

やじろべえは、長い2本の手が伸びていることでバランスをとって立っていて、あの手がなければすぐに倒れてしまいます。

そして、もしあの手が2本だけでなく、四方八方にたくさんあれば、バランスはより安定するはずです。わたしたちの心のバランスもそれと似ています。

自分の気持ちだけを考えるのではなく、多くの人への関心と共感を、四方八方にできる限り広げてみてください。その一つのトレーニングとなるのが、今回のテーマである演劇的に音読するということなのです。

一気に全部を読む必要はありません。一日一つでもいいですから、できるだけ毎日続けてください。文章の達人たちが残してくれた名文をたくさん読み、いろいろな登場人物の気持ちを体験し、心をより豊かにしていただけることを願っています。

齋藤 孝

参考文献

夏目漱石『夏目漱石全集1、3、10』ちくま文庫、森鴎外『山椒大夫・高瀬舟 他四編』岩波文庫、芥川龍之介『蜘蛛の糸・杜子春・トロッコ 他十七篇』『侏儒の言葉 文芸的な、余りに文芸的な』共に岩波文庫、正岡子規『病牀六尺』岩波文庫、有島武郎『小さき者へ 生れ出ずる悩み』岩波文庫、太宰治『太宰治全集2、8』ちくま文庫、堀辰雄『風立ちぬ・美しい村』新潮文庫、伊藤左千夫『野菊の墓』新潮文庫、島崎藤村『破戒』岩波文庫、国木田独歩『武蔵野』新潮文庫、織田作之助『夫婦善哉 正続 他十二篇』岩波文庫、坂口安吾『堕落論』『白痴』共に新潮文庫、永井荷風『濹東綺譚』岩波文庫、九鬼周造『「いき」の構造 他二篇』岩波文庫、泉鏡花『歌行燈』岩波文庫、中島敦『山月記・李陵 他九篇』岩波文庫、梶井基次郎『檸檬』新潮文庫、幸田露伴／齋藤孝著『齋藤孝の音読破4 五重塔』小学館、田山花袋『蒲団・一兵卒』岩波文庫、折口信夫『折口信夫全集 第廿四巻』中公文庫、谷崎潤一郎『春琴抄』『陰翳礼讃』共に中公文庫、柳井滋ほか校註『源氏物語(一)桐壺―末摘花』岩波文庫、清少納言『枕草子』岩波文庫、樋口一葉『にごりえ・たけくらべ』岩波文庫、与謝野晶子『みだれ髪』新潮文庫、石川啄木『新編 啄木歌集』岩波文庫、高村光太郎『高村光太郎詩集』岩波文庫、萩原朔太郎『萩原朔太郎詩集』新潮文庫、室生犀星『室生犀星詩集』新潮文庫、中原中也『中原中也詩集』新潮文庫、斎藤茂吉『赤光』新潮文庫、山口茂吉ほか編『斎藤茂吉歌集』岩波文庫、若山牧水『若山牧水全集第一巻』増進会出版社、室伏信助訳注『新版 竹取物語』角川ソフィア文庫、柳田国男『遠野物語』新潮文庫、宮沢賢治『宮沢賢治全集5、7、8』ちくま文庫、千葉俊二編『新美南吉童話集』岩波文庫、小泉八雲『小泉八雲全集第七巻』第一書房

著者紹介

齋藤 孝（さいとう たかし）
1960年静岡県生まれ。東京大学法学部卒業後、同大大学院教育学研究科博士課程等を経て、明治大学文学部教授。専門は教育学、身体論、コミュニケーション論。ベストセラー著者、文化人として多くのメディアに登場。『声に出して読みたい日本語』（草思社）はシリーズ累計260万部、『語彙力こそが教養である』（KADOKAWA）は18万部、『大人の語彙力ノート』（SBクリエイティブ）は30万部を突破するベストセラーに。著書発行部数は1000万部を超える。NHK Eテレ『にほんごであそぼ』総合指導。

スタッフ
装幀：Malpu Design（宮崎萌美）
本文デザイン& DTP：木下裕之（Kinoshita Design）
本文イラスト：はるか
取材・執筆協力：浮島さとし

1話1分の脳トレ 齋藤孝の音読de名著

2019年 3月 9日 第1刷発行
2024年 6月21日 第4刷発行

著 者 齋藤孝
発行人 関川 誠
発行所 株式会社宝島社
〒102-8388 東京都千代田区一番町25番地
電話：営業 03-3234-4621
編集 03-3239-0928
https://tkj.jp

印刷・製本 サンケイ総合印刷株式会社

ISBN 978-4-8002-9099-1